Atlas of Emergency Neurovascular Imaging

急诊神经血管成像图谱

原著　[美] Yang Tang

主审　张更申

主译　吴建梁　李　强

中国科学技术出版社

·北　京·

图书在版编目（CIP）数据

急诊神经血管成像图谱 /（美）唐阳（Yang Tang）原著；吴建梁，李强主译 . — 北京：中国科学技术出版社 , 2022.10

书名原文：Atlas of Emergency Neurovascular Imaging

ISBN 978-7-5046-9571-0

Ⅰ . ①急… Ⅱ . ①杨… ②吴… ③李… Ⅲ . ①神经外科学—血管外科学—急诊—影像诊断—图谱 Ⅳ . ① R651.045-64

中国版本图书馆 CIP 数据核字 (2022) 第 071451 号

著作权合同登记号：01-2022-2146

策划编辑	丁亚红　焦健姿
责任编辑	史慧勤
文字编辑	张　龙
装帧设计	佳木水轩
责任印制	徐　飞

出　　版	中国科学技术出版社
发　　行	中国科学技术出版社有限公司发行部
地　　址	北京市海淀区中关村南大街 16 号
邮　　编	100081
发行电话	010-62173865
传　　真	010-62179148
网　　址	http://www.cspbooks.com.cn

开　　本	889mm×1194mm　1/16
字　　数	201 千字
印　　张	9
版　　次	2022 年 10 月第 1 版
印　　次	2022 年 10 月第 1 次印刷
印　　刷	运河（唐山）印务有限公司
书　　号	ISBN 978-7-5046-9571-0 / R·2890
定　　价	110.00 元

（凡购买本社图书，如有缺页、倒页、脱页者，本社发行部负责调换）

内容提要

　　本书引进自 Springer 出版社，由美国弗吉尼亚联邦大学卫生系统放射科专家 Yang Tang 结合多年临床实践经验精心打造，是一部细致、专业的急诊神经血管疾病评估参考书。相较于其他神经血管成像著作，本书内容除介绍常见的急性缺血性卒中影像及其与假性卒中影像的鉴别外，还介绍了脑静脉血栓、血管病、动脉瘤和血管畸形等疾病影像；在强调临床实践的同时，兼顾最新研究进展，从计算机断层扫描（CT）和磁共振成像（MRI）等影像技术方面进行了深入阐述。全书共 11 章，编排简洁、阐释明晰、图文并茂，非常适合急诊及神经血管疾病诊疗工作的同道在临床实践中借鉴参考，是一部不可多得的临床案头必备工具书。

译者名单

主　审　张更申　河北医科大学第二医院

主　译　吴建梁　河北医科大学第二医院
　　　　李　强　新乐市医院

副主译　周　涛　邯郸市第一医院
　　　　董海青　保定市第一中心医院

译　者　（以姓氏笔画为序）
　　　　万向东　河北医科大学第二医院
　　　　马双居　河北医科大学第二医院
　　　　王　峰　河北医科大学第二医院
　　　　王晓亮　河北医科大学第二医院
　　　　刘校盟　河北医科大学第二医院
　　　　刘晓松　河北医科大学第二医院
　　　　孙　思　河北医科大学第二医院
　　　　孙建平　河北医科大学第二医院
　　　　杜海龙　河北医科大学第二医院
　　　　李　博　河北医科大学第二医院
　　　　杨利军　河北医科大学第二医院
　　　　吴国彪　河北医科大学第二医院
　　　　吴统茂　河北医科大学第二医院
　　　　吴晓东　河北医科大学第二医院
　　　　宋晓磊　河北医科大学第二医院
　　　　张　超　河北医科大学第二医院
　　　　张二伟　河北医科大学第二医院
　　　　陈　岩　河北医科大学第二医院
　　　　卓亚玉　河北医科大学第二医院
　　　　郑　军　河北医科大学第二医院
　　　　赵　雷　河北医科大学第二医院
　　　　唐　凯　河北医科大学第二医院
　　　　唐桂洋　河北医科大学第二医院
　　　　崔俊岭　河北医科大学第二医院

译者前言

　　神经血管疾病，尤其是缺血性脑血管疾病，因其较高的致残率和致死率，成为当前影响我国人群预期寿命和社会稳定发展的重要因素，同时也是亟待解决的重要难题。以计算机断层扫描（CT）和磁共振成像（MRI）为基础的神经血管成像技术广泛应用和神经影像技术的发展，极大提高了急诊中识别神经血管疾病的速度和准确性。本书作者依据其多年来积累的丰富临床经验，通过大量影像学图像对急诊中可能遇见的神经血管疾病进行了全面简明的阐述。对于需要系统性了解和认识神经血管影像的医师，本书可以提供初步的参考。

　　本书共11章，其中前三章着重描述了急性缺血性卒中影像中最常见的大血管闭塞性疾病（LVO），作者参考了最新的文献及临床研究进展，讨论了神经影像的关注点和不同影像技术间的优缺点。同时，作者还列出了不同医学影像中心检查策略的差异，使读者能够深入理解相关技术，并在临床实践中取长补短，灵活运用相应的影像技术，快速准确判断LVO的部位，从而为进一步治疗奠定基础。

　　我们真诚地向从事神经血管相关诊治工作的同行推荐本书，希望能够促进神经血管诊疗工作相关科室间的协作，以利共同开展神经血管影像学的深入研究，进而规范神经血管疾病的诊治，使广大患者受益。我们十分荣幸能够代表河北医科大学第二医院神经外科参与本书的翻译及出版工作，感谢各位译者和编辑的辛苦付出。由于中外术语规范及语言表达习惯有所差异，中文翻译版中可能存在一些偏颇之处，敬请各位同道和广大读者批评指正。

河北医科大学第二医院

新乐市医院

原书前言

缺血性和出血性卒中在急诊中非常常见，是全球致死和致残的主要原因之一。影像学在诊断和分诊这些患者时起着核心作用。近年来，随着卒中血管内治疗的进展及对严重创伤患者合并脑血管损伤的筛查需要，急诊中计算机断层扫描（CT）和磁共振（MRI）神经血管成像的使用大幅增加。神经血管成像已成为神经放射科医师、急诊放射科医师、神经介入医师、卒中神经科医师和神经外科医师培训和临床实践的关键要素。

本书旨在对急诊神经血管成像的整个范围进行简明但全面的综述，重点是无创 CT 血管造影（CTA）、MR 血管造影（MRA）和灌注成像技术。全书共 11 章，前三章着重讨论了基于最近的临床试验和最新的美国心脏协会卒中指南、血管供血区和假性卒中的急性卒中成像。随后讨论了脑静脉血栓形成、血管病、动脉瘤和血管畸形。接下来的章节则专门讨论了外伤性神经血管损伤，以及相对罕见但很重要的头颈部血管急症和脊髓血管疾病。本书有丰富的图片，包括 280 余幅精选的 CT、MRI 和数字减影血管造影（digital subtraction angiography，DSA）图像。读者可以将本书作为主要的学习工具或快速参考指南。

感谢弗吉尼亚联邦大学同事们的贡献，感谢 Springer 编辑人员的激励，这些共同促成了本书的问世。

Yang Tang, MD, PhD
Richmond, VA, USA

目　录

第1章 急性卒中影像

Acute Stroke Imaging

Yang Tang 著　杨利军　万向东 译

一、概述

急性缺血性卒中（acute ischemic stroke，AIS）通常是由于心脏血栓、大血管动脉粥样硬化或腔隙性梗死所致。其他罕见病因如夹层、血管病和脑静脉血栓形成将在其他章节中讨论。涉及颈内动脉（internal carotid artery，ICA）和大脑中动脉（middle cerebral artery，MCA）M_1 段前循环的大血管闭塞（large vessel occlusion，LVO）是最常见的卒中类型，具有较高的致死率和致残率。

近些年急性缺血性卒中的治疗方式发生了重大的转变。2015 年前，发病后 4.5h 内[1] 静脉输注组织型纤溶酶原激活物（tPA）一直是治疗 AIS 的主要手段。2015 年，共有 6 项随机临床试验确立了急诊血管内治疗（emergent endovascular treatment，EVT）的重要性，试验结果表明，与最佳内科治疗相比，在发病后 6h 内 EVT 治疗前循环 LVO 有明显的优势[2-7]。2018 年，包括 DAWN[8] 和 DEFUSE 3[9] 在内的两项窗口晚期试验同样证明了 EVT 的压倒性优势。因此，新的指南推荐在卒中发作或发现卒中后 24h 内对前循环 LVO 进行血管内治疗[10]。最近，对于 CT 灌注或 DWI/MR 灌注确定可挽救脑组织的患者[11]，以及在 MRI 与 DWI/FLAIR 序列不匹配的卒中发作时间不详的患者[12]，研究者已经将静脉输注 tPA 治疗时间窗从 4.5h 延长至 9h。先进的神经影像技术在对患者进行血管内和溶栓治疗筛选中起着关键作用，并且其应用在不断发展。

二、核心梗死、半暗带和缺血

缺血核心和半暗带的概念对于理解当前急性脑卒中影像学和干预至关重要。

在大血管闭塞的情况下，无论再灌注状态如何，靠近闭塞血管近端发生不可逆细胞死亡的脑组织被定义为梗死"核心"。

围绕核心梗死区的功能受损但仍然可存活和可挽救的组织通常称为"半暗带"或"高风险组织"。如果再灌注不及时，半暗带将发展为梗死。半暗带的命运在很大程度上取决于侧支血流和缺血的严重程度及持续时间。

距缺血核心较远的地方存在"良性缺血"组织，该区域虽灌注不足，但由于有足够的侧支血流其功能仍可保持完整。即使不发生再灌注，该组织也将存活。因此，区分良性低灌注区与真正的缺血半暗带是十分重要的，可以避免高估高风险组织。尽管这在灌注成像中经常是困难的，特别是在伴有潜在慢性血管狭窄的患者中。

三、急性卒中影像学目的

急性脑卒中影像学目的包括以下四个方面。

(1) 排除急性颅内出血。

(2) 评估颅内和颈部血管的通畅性。

(3) 评估大血管闭塞情况下的侧支循环质量。

(4) 估计核心梗死和半暗带的体积。

基于 CT 和 MRI 的技术均可实现上述目的。目前推荐的成像算法对出现在窗口早期（＜6h）和窗口晚期（6～24h）的患者有所不同。

对于窗口早期患者，非强化 CT（non-contrast CT，NCCT）和 CT 血管造影（CT angiography，CTA）通常可以为 EVT 提供足够的信息。前循环 LVO 且 CT 无大面积梗死显影的患者进行 EVT 是安全的。这些患者可能不需要进一步行灌注成像，因为这可能会拖延治疗或排除一部分可能从 EVT 中获益的患者[13]。

对于经血管成像证实为前循环 LVO 的窗口晚期患者，选择符合 DAWN 和 DEFUSE 3[13]合格标准的患者亚组，建议采用 CT 灌注（CT perfusion，CTP）或 MRI 扩散加权成像（diffusion-weighted imaging，DWI）伴或不伴 MR 灌注（MR perfusio，MRP）进行灌注研究。

四、基于 CT 的成像

由于 CT 的广泛可用性和快速获取性，CT 是绝大多数卒中治疗中心的首要选择。多模态卒中 CT 由 NCCT、CTA 和 CTP 组成，可以通过当前的多排探测器扫描在几分钟内完成。

（一）NCCT

NCCT 通常是为排除颅内出血以及其他可在临床类似 AIS 的肿物或脑积水等急性疾病而进行的首次影像学检查。推荐在到达急诊室后的 20min 内对至少 50% 可能进行溶栓或取栓的患者进行首次颅脑检查[14]。

由于 CT 数据读取时间快，可以在 CT 后马上做出初步判断，以尽快做出决策是否进行静脉输注 tPA。随后，应立即在 PACS 工作站上仔细检查轴位、冠状位和矢状位重建图像。轴位图像容易忽略的微小出血，在矢状面和冠状面重建上更容易被发现（图 1-1）。

虽然 NCCT 不敏感，但它也可以检测到早期的缺血性变化，包括灰 - 白质交界的轻微丧失、脑沟的消失、实质性低密度或高密度血管。

灰 - 白质交界丧失是 NCCT 上急性梗死的标志。应特别注意岛叶和基底节，它们最常受大脑中动脉闭塞的影响（图 1-2）。在 PACS 工作站上使用限定范围的"卒中窗"有助于检测早期缺血。低密度大于 MCA 区域密度值的 1/3 过去曾被认为是静脉输注 tPA 的相对禁忌证。但最近的指南指出，由于证据缺乏，不应将急性期低密度的程度和范围或早期缺血性变化作为治疗禁忌[14]。

高密度血管征可见于 ICA、MCA、ACA、椎动脉及基底动脉，提示急性血管内血栓形成。对于长度＞8mm 的高密度 MCA 单纯静脉注射 tPA 不太可能成功再通，但是这不能作为拒绝其他符合静脉注射 tPA 患者的标准[14]。

Alberta 卒中项目早期 CT 评分（Alberta Stroke Program Early CT Score，ASPECTS）已成为系统性量化 MCA 卒中早期缺血性变化的工具（http://www.aspectsinstroke.com）。MCA 供血区在神经节和神经节上水平上分为 10 个节段[15]。得分为 10 表示 CT 正常，受缺血变化影响的大脑各段评分降低 1 分。已证明 ASPECTS ≤ 7 的患者预后较差[16]。尽管 ASPECTS 在多项临床试验中得到了成功应用，但即使在有经验的神经影像学专家中，其观察者间可信度也仅为中等，这限制了其在 EVT 选择中的常规使用[17]。最近的一项研究表明，与经验丰富的神经放射科医生相比，使用自动化软件的 ASPECTS 具有更好的一致性[18]。

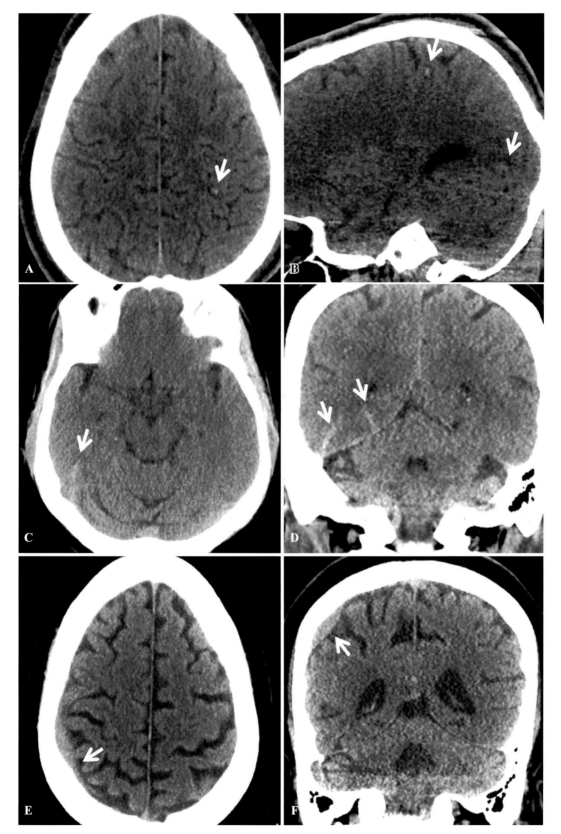

▲ 图 1-1　急性卒中患者 NCCT 颅内微出血

A 和 B. 轴位和矢状位 CT，显示左侧顶叶脑实质内出血点(箭)，矢状位可见左侧枕叶出血灶(箭)。C 和 D. 轴位和冠状位 CT 显示右侧枕叶蛛网膜下腔出血（ 箭)。E 和 F. 轴位及冠状位 CT 显示沿右侧脑表面少量硬膜下出血，与脑实质密度相近。在给予脑卒中患者 tPA 前对颅内出血的 NCCT 进行评估是至关重要的

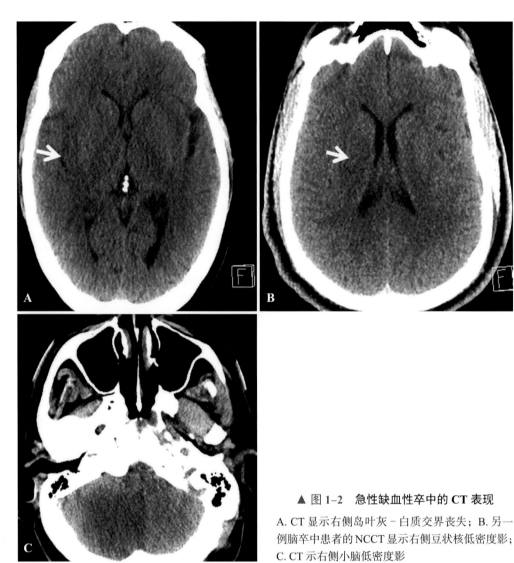

▲ 图 1-2　急性缺血性卒中的 CT 表现

A. CT 显示右侧岛叶灰 - 白质交界丧失；B. 另一例脑卒中患者的 NCCT 显示右侧豆状核低密度影；C. CT 示右侧小脑低密度影

（二）CT 血管造影

CTA 是评估颅内和颈部大血管闭塞的首选方式。此外，CTA 还可以为急诊血管内治疗计划提供有用的信息，如主动脉弓的解剖变异、主动脉脉弓上分支的迂曲，以及颅外血管狭窄、闭塞和夹层。

在 CT 后需立即进行 CTA。在没有已知肾功能损害病史的 AIS 患者中，无须肾功能检查使用碘对比剂是一种被公认的做法，因为从潜在的缺血性损伤中挽救脑组织的获益高于对比剂诱发肾病的风险[19]。值得注意的是，若已在时间窗边缘，进行 CTA 检查不应耽误静脉输注 tPA 给药。

如果 CT 已经排除急性出血，且患者没有其他禁忌证，则 tPA 溶栓应与 CTA 同时进行。

CTA 源数据应立即处理为轴位、冠状位和矢状位厚层最大密度投影（maximum-intensity projection，MIP，通常层厚为 30mm，重叠间隔 5mm），以方便 LVO 的识别。冠状位图像最适合评估 ICA 末端、M_1 和 A_1 段，矢状位图像最适合描述 M_2/M_3 和 A_2/A_3 闭塞或狭窄。

除了血管评估外，CTA 源图像还可用于检测与低脑血容量（cerebral blood volume，CBV）相关的脑实质缺血性改变。在这方面，它比 NCCT 更敏感，但在低灌注但不严重的区域，它可能高估核心梗死的体积[20, 21]。

（三）侧支循环的评估

在 LVO 患者中，侧支循环是决定梗死进展的重要因素。对于具有良好侧支循环的患者，核心梗死进展较慢（缓进性），他们更能耐受缺血性损伤并可从取栓术中获益。但对于侧支循环不良的患者，除非能够非常迅速地进行取栓，否则核心梗死的进展更快（急进性），并且挽回半暗带的可能性更低[22]。

CTA 可以提供有关侧支循环状态的重要信息，可用于筛选适合取栓的患者。它可以分单时相或多时相进行。多时相包括动脉期、静脉早期和静脉晚期。

基于 CTA 影像数据，已经开发出多种评价侧支循环的系统。例如，常用的系统是将患侧大脑半球的侧裂区和脑凸面区的侧支血管与对侧正常大脑半球进行比较，其分级如下：1 级，无血供；2 级，小于正常侧；3 级，等于正常侧；4 级，大于正常侧；5 级，血供旺盛[23]。另一个评价系统中，根据被阻塞的血管供血区的充盈程度对侧支循环进行分级：0 级，无侧支；1 级，侧支充盈 50% 供血区；2 级，侧支充盈 50%～100% 供血区；3 级，侧支充盈 100% 供血区[24]。侧支循环良好是指存在对称或接近对称的软脑膜血流，可以此标准选择取栓患者[22]。

（四）CT 灌注

CTP 已成为许多卒中治疗中心评估核心梗死区和半暗带大小以及筛选适合机械取栓患者的主要方法。

CTP 是一项功能性技术，可以通过在感兴趣区通过少量对比剂（通常为 30～40ml，注射速率至少为 4ml/min）的过程中获取连续图像来定量评估脑灌注。60～70s 的持续扫描时间通常足以覆盖对比剂流入和流出阶段。通常使用峰值电压为 80kV 的低管电压和额定电流为 100～200mA 的管电流来保持最小辐射量。

通过使用各种软件包，可以为每个像素导出以下多个灌注参数。

- T_{max}（最大时间），测量从推注开始到最大对比浓度的时间。
- MTT（平均通过时间），衡量对比剂通过体素的平均时间。
- CBF（脑血流量），表示每单位时间经过一定数量的脑组织的血液量，以 ml/(100g·min) 为单位。
- CBV（脑血容量），代表一定数量的脑组织中的血容量，单位为 ml/100g。
- CBF、MTT 和 CBV，通过中心体积原理相关：CBF=CBV/MTT。

通过参数彩色图的定性视觉评估可以对 CT 灌注进行分析（图 1-3 至图 1-5）。在 LVO 时，相应血管区域的 MTT 和 T_{max} 延长，但对于缺血区、半暗带区和核心梗死区的延长程度有所不同。CBV 严重降低的区域通常对应于核心梗死区。MTT/T_{max} 延长、CBF 降低但 CBV 正常的区域被认为是有高缺血风险的组织或半暗带（表 1-1）。

表 1-1 CT 灌注定性评价

	MTT/T_{max}	CBF	CBV
良性缺血	↑	正常	正常或↑
半暗带组织	↑↑	↓	正常或↓
核心梗死	↑↑↑	↓↓	↓↓

CBF. 脑血流量；CBV. 脑血容量；CT. 计算机断层扫描；MTT. 平均通过时间

手动后处理和视觉色图评估需要临床医师主动参与，因为在观察者之间和数据平台之间存在差异性。目前已经开发出自动定量 CTP 分析来解决此问题，并在大型临床试验中使用[8, 9]。RAPID 软件使用预设的相对 CBF ＜正常值的 30% 作为核心梗死的阈值，T_{max} ＞ 6s 用于定义半暗带。在 DEFUSE 3 试验中，EVT 的纳入标准包括缺血性核心梗死＜ 70ml，半暗带 - 核心错配量

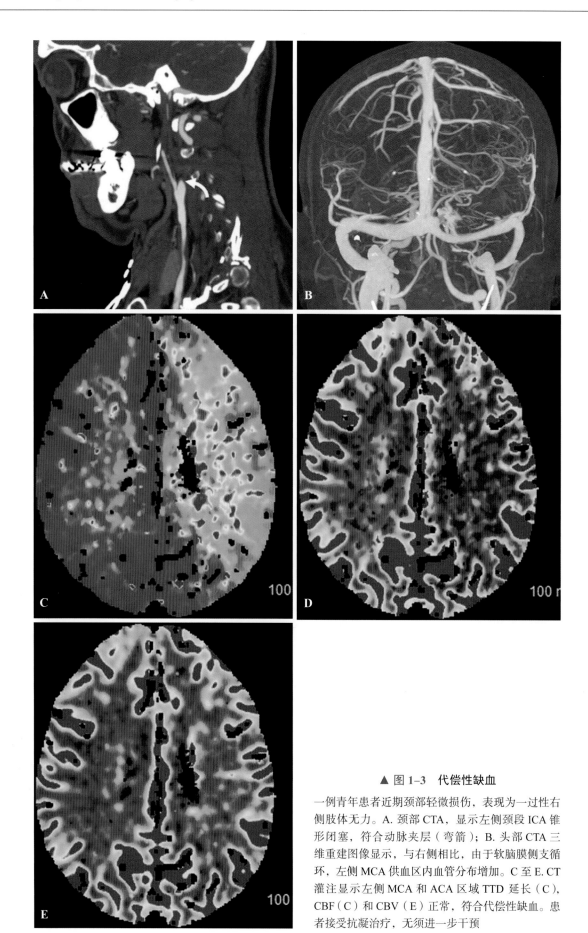

▲ 图 1-3 代偿性缺血

一例青年患者近期颈部轻微损伤，表现为一过性右侧肢体无力。A. 颈部 CTA，显示左侧颈段 ICA 锥形闭塞，符合动脉夹层（弯箭）；B. 头部 CTA 三维重建图像显示，与右侧相比，由于软脑膜侧支循环，左侧 MCA 供血区内血管分布增加。C 至 E. CT 灌注显示左侧 MCA 和 ACA 区域 TTD 延长（C），CBF（C）和 CBV（E）正常，符合代偿性缺血。患者接受抗凝治疗，无须进一步干预

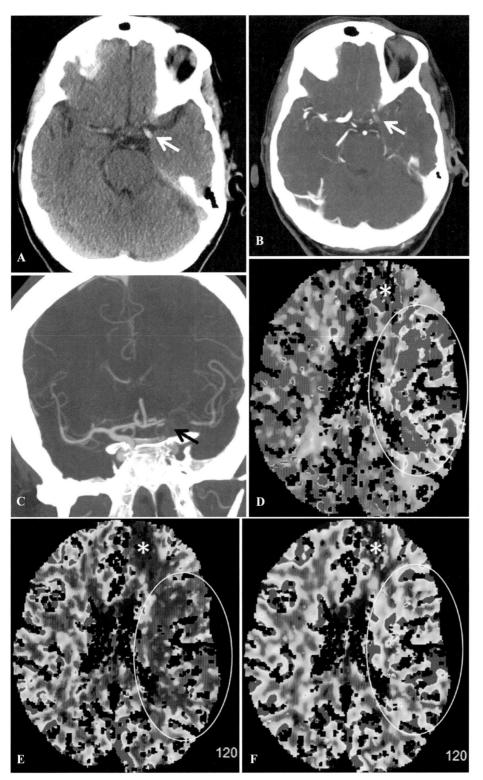

▲ 图 1-4 小梗死和大半暗带

一例突发右侧肢体无力及失语患者。A. NCCT 显示左侧床突上段 ICA 低密度（箭）。B. 轴位 CTA，显示左侧床突上段 ICA 急性闭塞（箭）。C. 冠状位 CTA MIP，显示左侧床突上段 ICA、M_1 和 A_1 近端闭塞（箭），远端经软膜侧支循环重建。D 至 F. 灌注图像，显示左侧 MCA 供血区 TTD 延长（D），CBF 降低（E），CBV 无明显差异（F），符合高缺血风险组织（半暗带）。左侧额极的一个小区域（＊）显示 CBF 和 CBV 下降，符合继发于左侧 ACA 额极支栓塞的核心梗死

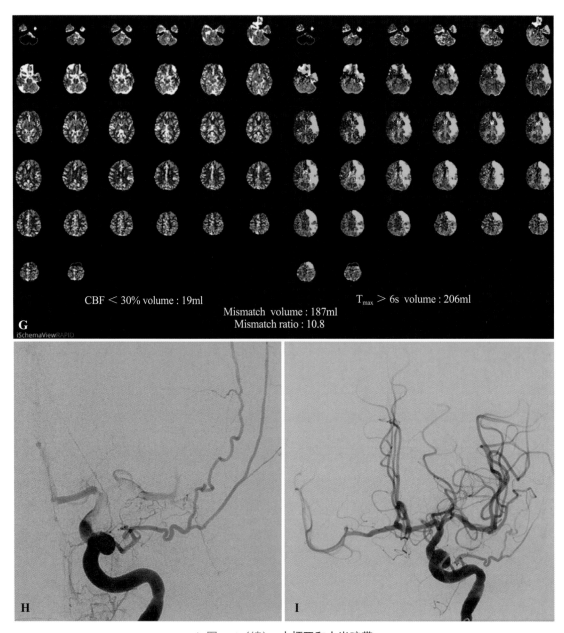

▲ 图 1-4（续） 小梗死和大半暗带

G. RAPID 定量分析显示，左侧额极根据 rCBF < 30% 的定义，核心梗死体积为 19ml；根据 T_{max} > 6s 的定义，半暗带体积为 187ml。患者接受机械取栓治疗。H. 取栓前左侧 ICA 注射前后位 DSA，显示床突上段 ICA、M_1 近端、A_1 段起始处呈 T 形闭塞。I. 取栓后前后位 DSA，显示 TICI 3 级血管再通

> 15ml 和错配比≥ 1.8 [9]。

（五）CT 灌注成像的局限性

许多技术因素都会影响 CTP 的图像质量。运动是最常见且经常难以纠正的因素。颅底和颅骨的硬化伪影会影响额叶、颞叶和后颅窝的影像，从而导致误判。扫描之前校正头部倾斜和不对称

可以最大限度地减少这些伪影。其他因素（如对比剂推注不佳、心排血量低、心律不齐、颈动脉狭窄和采集时间缩短）可能会影响对比剂的动态变化。通常可以通过检查时间密度曲线来识别 [25]。

需要指出的是，临床试验中使用的定义阈值是从大量数据中得出的，而对单个患者的预测

可能不那么准确。尽管 r CBF ＜ 30% 已被确定为核心梗死的最佳阈值，但它可能会高估血运重建较早的患者的梗死体积（图 1-6）。研究表明，对于通过取栓实现快速再灌注的患者，更严格的 rCBF 阈值（＜ 20%）与最终的梗死体积相关性更高[26]。此外，如果不能立即实现再灌注，

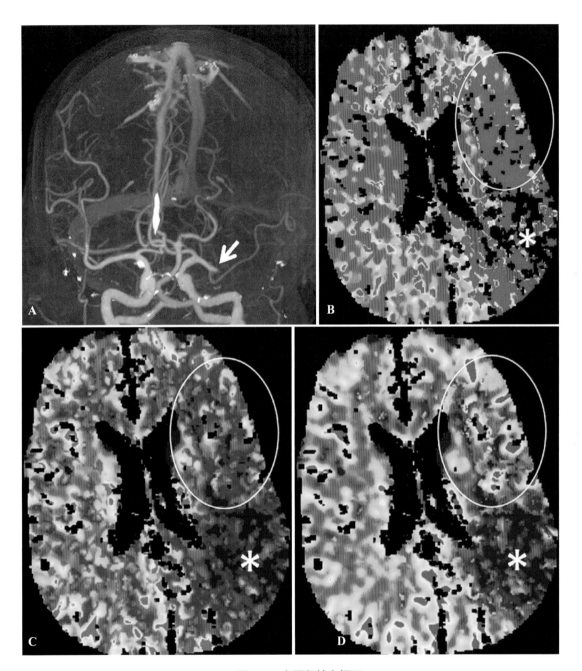

▲ 图 1-5　大面积核心梗死

一例患者突发右侧肢体无力。即刻平扫 CT 无明显异常（未展示）。A. 3D CTA MIP 图像，显示 MCA 近端、左侧颞前动脉起始部稍远处急性闭塞（箭）。值得注意的是，由于皮质侧支血管代偿不足，远端 MCA 分支没有显影。B 至 D. 灌注图像，显示位于 MCA 供血区后部（*）的顶叶/颞叶 TTD（B）明显延长，CBF（C）和 CBV（D）下降，符合核心梗死。MCA 供血区前部（白圈）显示相对保留的 CBV，提示半暗带组织

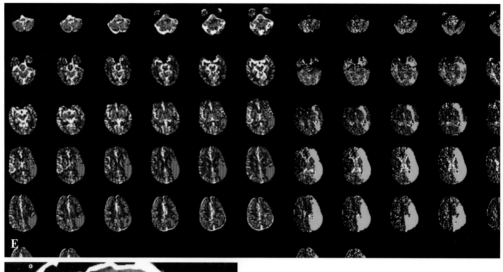

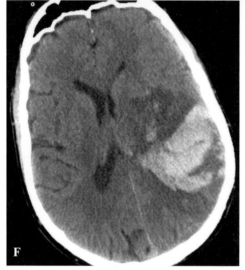

▲ 图 1-5（续） 大面积核心梗死

E. RAPID 定量分析显示，根据 rCBF < 30% 的定义，核心梗死体积为 67ml；根据 T_{max} > 6s 的定义，半暗带体积为 177ml。该患者接受了静脉输注 tPA 治疗，并在随后的 NCCT（F）中发现梗死区的实质内血肿

则 rCBF < 30% 这一阈值可能会导致低估梗死程度（图 1-7）。较高的 rCBF 阈值 < 38% 与最终的 DWI 梗死体积最相符，尽管 rCBF < 30% 具有更高的特异性和更少的核心体积误差[27]。

在亚急性梗死中，由于闭塞动脉再通或皮质侧支再通引起再灌注，CBF 不再严重降低，CTP 可能会严重低估梗死的范围[28]。在这些患者中，通过灌注估计的核心梗死可能看起来比在 NCCT 或 CTP 源图像上检测为低密度的核心梗死小。因此，避免此类缺陷需要评估所有可用的成像数据（图 1-8）。

五、基于 MRI 的成像

（一）急性卒中成像中 MRI 的优势和不足

在一些可以立即启动 MRI 实现即时扫描的卒中治疗中心使用基于 MRI 的影像评估方案。在其他医疗中心，后勤问题可能会延迟工作流程并限制其在急性卒中成像中的常规使用。在扫描之前需对患者进行铁磁性金属筛查。对于无法通过询问病史提供可靠信息的患者，应及时通过 X 线检查快速筛查铁磁性金属携带或植入。所有生命支持和监视设备都必须与 MRI 兼容。由于运动伪影会大大降低诊断质量，因此一些卒中患者由于过于不稳定而无法进行 MRI。

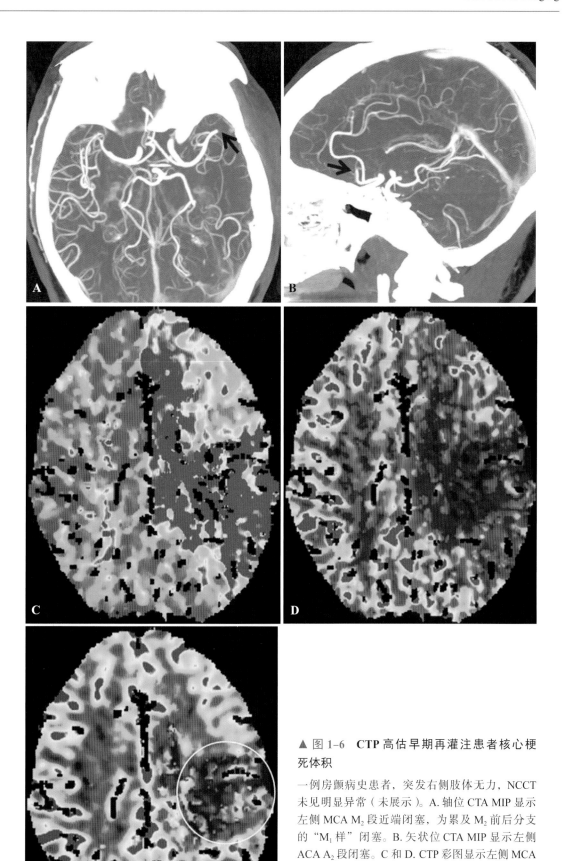

▲ 图 1-6 **CTP 高估早期再灌注患者核心梗死体积**

一例房颤病史患者，突发右侧肢体无力，NCCT 未见明显异常（未展示）。A. 轴位 CTA MIP 显示左侧 MCA M$_2$ 段近端闭塞，为累及 M$_2$ 前后分支的 "M$_1$ 样" 闭塞。B. 矢状位 CTA MIP 显示左侧 ACA A$_2$ 段闭塞。C 和 D. CTP 彩图显示左侧 MCA 和 ACA 供血区 TTD（C）延长、CBF（D）降低。E. ACA/MCA 交界区的放射冠和额外侧皮质的 CBV（白圈）下降，疑似梗死，而其余区域则保持与半暗带 CBV 一致

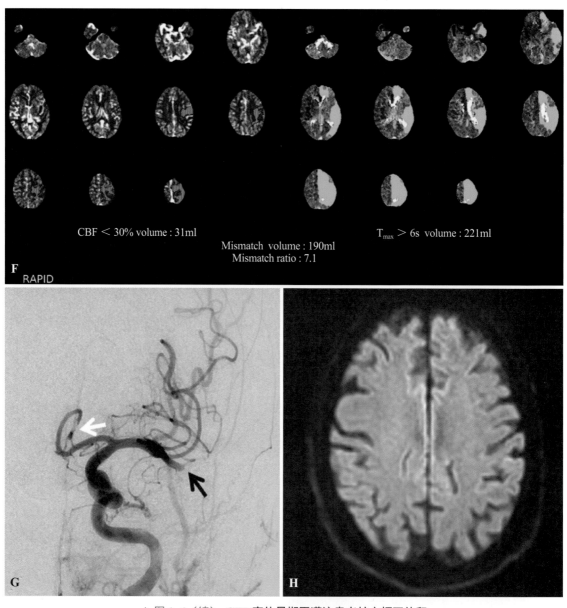

CBF < 30% volume : 31ml

T_{max} > 6s volume : 221ml

Mismatch volume : 190ml
Mismatch ratio : 7.1

F RAPID

G

H

▲ 图 1-6（续） **CTP 高估早期再灌注患者核心梗死体积**

F. RAPID 定量分析显示，根据 rCBF < 30% 的定义，核心梗死体积为 31ml；根据 T_{max} > 6s 的定义，半暗带体积为 190ml。G. 患者被立即送至血管造影室。取栓前经左侧 ICA 注射前后位 DSA 显示左侧 M_2 近端（黑箭）和 A_2（白箭）段闭塞。H. 成功取栓并 TICI 3 级再通，24h 后 MRI DWI 未显示急性梗死。本例表明在快速再灌注的患者中，CTP 可能会高估梗死体积

　　MRI 相对于 CT 的主要优点是可以精确评估核心梗死体积，从而可以更好地选择适合 EVT 的患者。弥散加权成像（diffusion-weighted imaging，DWI）对检测核心梗死具有很高的灵敏性和特异性。尽管超早期再灌注患者可能发生部分 DWI 逆转，但对于大多数患者而言，早期 DWI 病变代表不可逆的细胞死亡，并且如果再通成功，则与最终的梗死体积密切相关[29]。梗死体积可以通过 A×B×C/2 方法（前后径 × 横径 × 厚度 / 2）手动计算，也可以使用预设的 ADC 阈值 < 600 × 10⁻³mm²/s 的软件自动计算。选择早期 DWI 病变体积 ≤ 70ml 且 MRA 上显示 LVO 的患者进行 EVT（图 1–9）[30]。DWI 数据的组间误差要比 CTP 低得多。

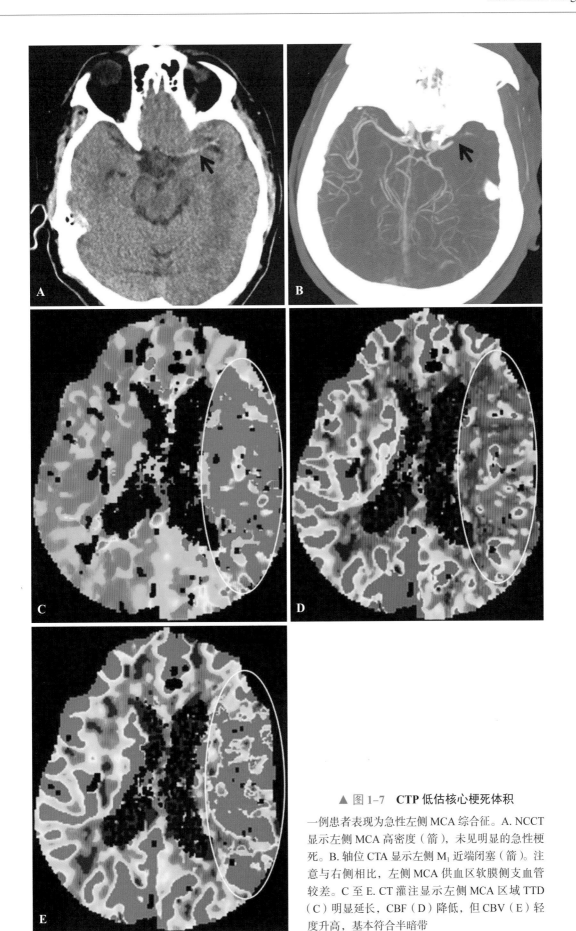

▲ 图 1-7　**CTP 低估核心梗死体积**

一例患者表现为急性左侧 MCA 综合征。A. NCCT 显示左侧 MCA 高密度（箭），未见明显的急性梗死。B. 轴位 CTA 显示左侧 M_1 近端闭塞（箭）。注意与右侧相比，左侧 MCA 供血区软膜侧支血管较差。C 至 E. CT 灌注显示左侧 MCA 区域 TTD（C）明显延长，CBF（D）降低，但 CBV（E）轻度升高，基本符合半暗带

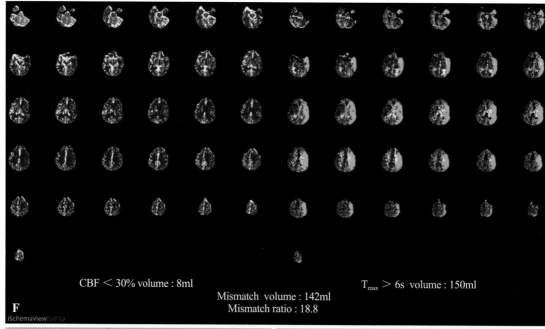

CBF < 30% volume : 8ml

T~max~ > 6s volume : 150ml

Mismatch volume : 142ml
Mismatch ratio : 18.8

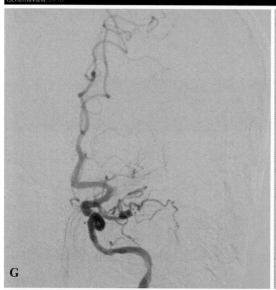

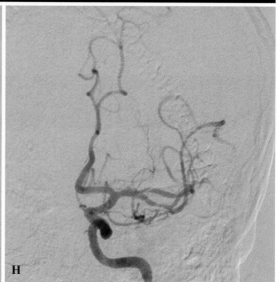

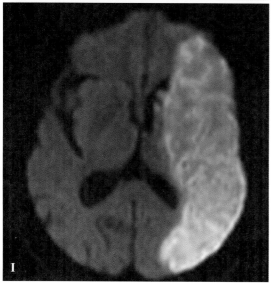

▲ 图 1-7（续） **CTP 低估核心梗死体积**

F. RAPID 定量分析显示，根据 rCBF < 30% 的定义，左侧岛叶和顶叶核心梗死体积为 8ml，大半暗带错配体积为 142ml。尽管由于腹股沟穿刺困难和主动脉弓迂曲而耽误血管重建，患者最终完成了血管造影。G. 取栓前左侧 ICA 前后位血管造影，证实左侧 MCA 起始处闭塞。H. 取栓后前后位血管造影，显示左侧 MCA TICI 3 级再通。I. 24h 后的 MRI DWI，显示整个 MCA 区急性梗死。本病例表明 CT 灌注在特定患者中难以准确估计核心梗死体积。在这种情况下，软膜侧支血管的缺乏是梗死可能迅速进展的主要原因

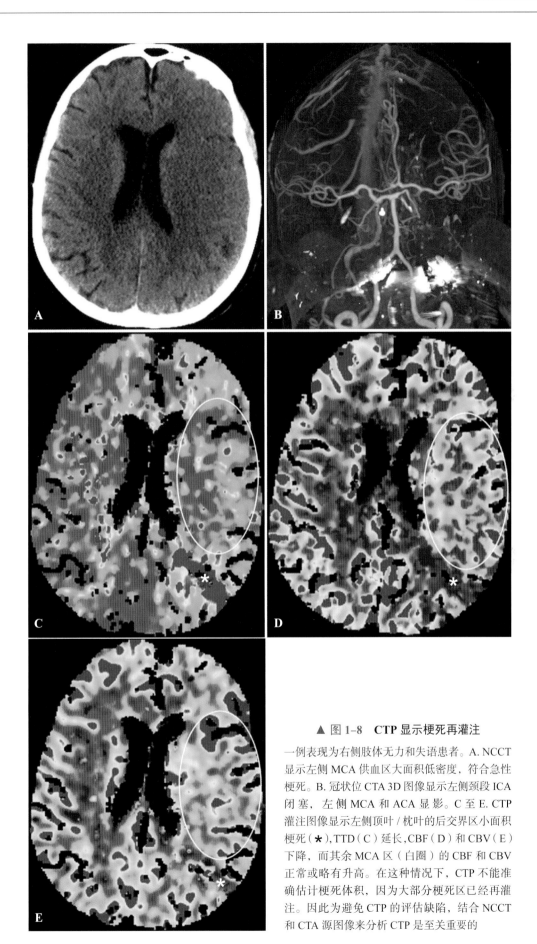

▲ 图 1-8 CTP 显示梗死再灌注

一例表现为右侧肢体无力和失语患者。A. NCCT 显示左侧 MCA 供血区大面积低密度，符合急性梗死。B. 冠状位 CTA 3D 图像显示左侧颈段 ICA 闭塞，左侧 MCA 和 ACA 显影。C 至 E. CTP 灌注图像显示左侧顶叶 / 枕叶的后交界区小面积梗死（★），TTD（C）延长，CBF（D）和 CBV（E）下降，而其余 MCA 区（白圈）的 CBF 和 CBV 正常或略有升高。在这种情况下，CTP 不能准确估计梗死体积，因为大部分梗死区已经再灌注。因此为避免 CTP 的评估缺陷，结合 NCCT 和 CTA 源图像来分析 CTP 是至关重要的

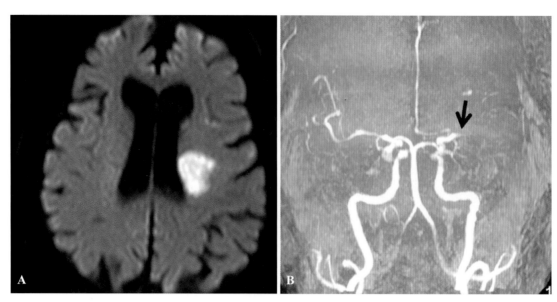

▲ 图 1-9　**MRI 用于 EVT 的选择**

A. DWI 显示左侧基底节区急性梗死，使用 A×B×C/2 方法估算核心梗死体积为 20ml；B. 3D TOF MRA
显示左侧 MCA 于起始部闭塞

（二）MRI 评估方案

MRI 评估方案应针对不同的临床状况进行优化。对于 NCCT 阴性排除急性出血，CTA 阳性提示 LVO 的患者，DWI 序列对于 EVT 的选择至关重要。此外，对于没有 NCCT 和 CTA 的患者，MRI 评估应该是全面的，并且通常包括应用 DWI/ADC 评估核心梗死，通过梯度回波（gradient recall echo，GRE）和液体衰减反转恢复（fluid-attenuated inversion-recovery，FLAIR）序列排除颅内出血和其他急性非缺血性疾病，MR 血管成像评估血管通畅性，以及可选的灌注 MRI 序列评估半暗带[30]。综合使用超声平面成像（echo-planar imaging，EPI）和并行采集技术的卒中 MRI 评估可在 6min 内完成[31]，可与多模态 CT 相媲美。

对比增强 MRA（contrast-enhanced MRA，ceMRA）是 AIS 的首选 MRA 技术。它可以快速实施且便于整体观察。与 CTA 相比，虽然其空间分辨率不够强大，但 CEMRA 足以用来检测 LVO 和评估侧支血管的质量。与 CTA 相似，CEMRA 也可提供关于主动脉弓和弓上分支的重要信息，有助于计划 EVT。

对于肾功能不全患者（eGFR < 30ml/min），时间飞跃法（time-of-flight，TOF）MRA 是一种替代技术，不需要静脉注射钆对比剂。与 3D TOF 相比，2D TOF 序列可以更快地采集图像。并且由于图像是连续快速采集，因此更能抵抗运动对图像的影响。由于 TOF MRA 主要检测顺向血流，因此该技术只能提供有限的侧支循环信息。TOF MRA 的另外一个缺点是颈部动脉的成像质量通常较差[30]。

可选择使用 MRI 灌注成像。一些中心使用动态磁敏感对比（dynamic susceptibility contrast，DSC）灌注，以相同的预设阈值 T_{max} > 6s 评估半暗带。然而，DAWN 试验使用无 MR 灌注"临床半暗带"，即存在不能完全用 DWI 上显示的小核心梗死来解释的神经功能障碍，这表明存在大半暗带需进行取栓[8]。

近期的 WAKE-UP 试验[12]使用 DWI-FLAIR 成像错配选择卒中发病时间不详的患者进行静脉溶栓治疗，该试验的积极结果表明 MRI 在急性卒中成像中的适应证可能将继续扩大。

参考文献

[1] Lees KR, Bluhmki E, von Kummer R, et al. Time to treatment with intravenous alteplase and outcome in stroke: an updated pooled analysis of ECASS, ATLANTIS, NINDS, and EPITHET trials. Lancet. 2010;375:1695–703.

[2] Berkhemer OA, Fransen PSS, Beumer D, et al. A randomized trial of intraarterial treatment for acute ischemic stroke. N Engl J Med. 2015;372:11–20.

[3] Jovin TG, Chamorro A, Cobo E, et al. Thrombectomy within 8hours after symptom onset in ischemic stroke. N Engl J Med. 2015;372:2296–306.

[4] Goyal M, Demchuk AM, Menon BK, et al. Randomized assessment of rapid endovascular treatment of ischemic stroke. N Engl J Med. 2015;372:1019–30.

[5] Campbell BCV, Mitchell PJ, EXTEND–IA Investigators. Endovascular therapy for ischemic stroke. N Engl J Med. 2015;372:2363–6.

[6] Saver JL, Goyal M, Diener H–C, SWIFT PRIME Investigators. Stent–retriever thrombectomy for stroke. N Engl J Med. 2015;373:1076–8.

[7] Bracard S, Ducrocq X, Mas JL, Soudant M, Oppenheim C, Moulin T, Guillemin F. Mechanical thrombectomy after intravenous alteplase versus alteplase alone after stroke (THRACE): a randomised controlled trial. Lancet Neurol. 2016;15:1138–47.

[8] Nogueira RG, Jadhav AP, Haussen DC, et al. Thrombectomy 6 to 24 hours after stroke with a mismatch between deficit and infarct. N Engl J Med. 2018;378:11–21.

[9] Albers GW, Marks MP, Kemp S, et al. Thrombectomy for stroke at 6 to 16 hours with selection by perfusion imaging. N Engl J Med. 2018;378:708–18.

[10] Powers WJ, Rabinstein AA, Ackerson T, et al. 2018 guidelines for the early management of patients with acute ischemic stroke: a guideline for healthcare professionals from the American Heart Association/American Stroke Association. Stroke. 2018. https:// doi.org/10.1161/STR.0000000000000158.

[11] Ma H, Campbell BCV, Parsons MW, et al. Thrombolysis guided by perfusion imaging up to 9 hours after onset of stroke. N Engl J Med. 2019;380:1795–803.

[12] Thomalla G, Simonsen CZ, Boutitie F, et al. MRI–guided thrombolysis for stroke with unknown time of onset. N Engl J Med. 2018;379:611–22.

[13] Guidelines for the early management of patients with acute ischemic stroke: 2019 update to the 2018 guidelines for the early management of acute is... – PubMed – NCBI. https:// www.ncbi.nlm.nih. gov/pubmed/31662037. Accessed 9 Jan 2020.

[14] Powers WJ, Rabinstein AA, Ackerson T, et al. 2018 guidelines for the early management of patients with acute ischemic stroke: a guideline for healthcare professionals from the American Heart Association/American Stroke Association. Stroke. 2018;49:e46–e110.

[15] Barber PA, Demchuk AM, Zhang J, Buchan AM. Validity and reliability of a quantitative computed tomography score in predicting outcome of hyperacute stroke before thrombolytic therapy. ASPECTS Study Group. Alberta Stroke Programme Early CT Score. Lancet (London, England). 2000;355:1670–4.

[16] Pexman JHW, Barber PA, Hill MD, Sevick RJ, Demchuk AM, Hudon ME, Hu WY, Buchan AM. Use of the Alberta Stroke Program Early CT Score (ASPECTS) for assessing CT scans in patients with acute stroke. Am J Neuroradiol. 2001;22:1534–42.

[17] Gupta AC, Schaefer PW, Chaudhry ZA, Leslie–Mazwi TM, Chandra RV, González RG, Hirsch JA, Yoo AJ. Interobserver reliability of baseline noncontrast CT Alberta stroke program early CT score for intra–arterial stroke treatment selection. Am J Neuroradiol. 2012;33:1046–9.

[18] Maegerlein C, Fischer J, Mönch S, Berndt M, Wunderlich S, Seifert CL, Lehm M, Boeckh–Behrens T, Zimmer C, Friedrich B. Automated calculation of the Alberta Stroke Program Early CT Score: feasibility and reliability. Radiology. 2019;291: 141–8.

[19] Hopyan JJ, Gladstone DJ, Mallia G, Schiff J, Fox AJ, Symons SP, Buck BH, Black SE, Aviv RI. Renal safety of CT angiography and perfusion imaging in the emergency evaluation of acute stroke. Am J Neuroradiol. 2008;29: 1826–30.

[20] Camargo ECS, Furie KL, Singhal AB, et al. Acute brain infarct: detection and delineation with CT angiographic source images versus nonenhanced CT scans. Radiology. 2007;244:541–8.

[21] Pulli B, Schaefer PW, Hakimelahi R, Chaudhry ZA, Lev MH, Hirsch JA, González RG, Yoo AJ. Acute ischemic stroke: infarct core estimation on CT angiography source images depends on CT angiography protocol. Radiology. 2012;262:593–604.

[22] Nael K, Sakai Y, Khatri P, Prestigiacomo CJ, Puig J, Vagal A. Imaging–based selection for endovascular treatment in stroke. Radiographics. 2019;39:1696–713.

[23] Maas MB, Lev MH, Ay H, et al. Collateral vessels on CT angiography predict outcome in acute ischemic stroke. Stroke. 2009;40:3001–5.

[24] Tan JC, Dillon WP, Liu S, Adler F, Smith WS, Wintermark M. Systematic comparison of perfusion–CT and CT–angiography in acute stroke patients. Ann Neurol. 2007;61:533–43.

[25] Vagal A, Wintermark M, Nael K, Bivard A, Parsons M, Grossman AW, Khatri P. Automated CT perfusion imaging for acute ischemic stroke: pearls and pitfalls for real–world use. Neurology. 2019;93:888–98.

[26] Bivard A, Kleinig T, Miteff F, Butcher K, Lin L, Levi C, Parsons M. Ischemic core thresholds change with time to reperfusion: a case control study. Ann Neurol. 2017;82:995–1003.

[27] Cereda CW, Christensen S, Campbell BCV, et al. A benchmarking tool to evaluate computer tomography perfusion infarct core predictions against a DWI standard. J Cereb Blood Flow Metab. 2016;36:1780–9.

[28] Albers GW. Use of imaging to select patients for late window endovascular therapy. Stroke. 2018;49:2256–60.

[29] Campbell BCV, Purushotham A, Christensen S, et al. The infarct core is well represented by the acute diffusion lesion: sustained reversal is infrequent. J Cereb Blood Flow Metab. 2012;32:50–6.

[30] Leslie–Mazwi TM, Lev MH, Schaefer PW, Hirsch JA, González RG MR imaging selection of acute stroke patients with emergent large vessel occlusions for thrombectomy. Neuroimaging Clin. 2018. https://doi.org/10.1016/j.nic.2018.06.003.

[31] Nael K, Khan R, Choudhary G, Meshksar A, Villablanca P, Tay J, Drake K, Coull BM, Kidwell CS. Six–minute magnetic resonance imaging protocol for evaluation of acute ischemic stroke: pushing the boundaries. Stroke. 2014;45:1985–91.

第2章　缺血性卒中血管供血区
Ischemic Stroke Vascular Territory

Yang Tang **著**　吴国彪　马双居 **译**

一、概述

脑卒中横断面成像的主要目的是确定受影响血管的供血范围。了解这一点将有助于建立起疾病解剖学定位与临床症状学之间的关系，并便于在 CTA、MRA 或导管血管造影上识别病变血管，以制订治疗计划。此外，了解疾病的形式和分布可能有助于确定卒中的潜在病因。例如，累及多支动脉供血区域的梗死通常提示栓塞性疾病或血管病变。它还可以帮助区别动脉性梗死和静脉性梗死，以及其他类型的脑卒中，这些将在其他的章节中讨论。

颅内动脉可分为前循环和后循环。

二、前循环

（一）颈内动脉

有许多的颈内动脉分段系统可供使用。一种常用的系统将颈内动脉分为 7 个节段：颈段（C_1）、岩段（C_2）、破裂孔段（C_3）、海绵窦段（C_4）、床突段（C_5）、眼动脉段（C_6）和交通段（C_7）。床突上段（C_6 和 C_7）位于蛛网膜下腔内。眼动脉和垂体上动脉起源于 C_6 段，而后交通动脉和脉络膜前动脉起源于 C_7 段[1]。

脉络膜前动脉：脉络膜前动脉（anterior choroidal artery，AChA）起源于后交通动脉以远的颈内动脉末端的后壁。尽管是一条小动脉，但它的闭塞会导致大脑重要区域的梗死，包括内囊后肢、苍白球、视丘、外侧膝状体、视放射的起始部，以及包括杏仁核和海马头在内的颞叶内侧部（图 2-1）[2]。

（二）大脑中动脉

除枕叶和后下顶叶是由大脑后动脉供血之外，大脑中动脉提供了大脑外侧面脑组织的血供。它是受缺血性卒中影响最常见的区域。MCA 可分为以下四个分段[1]。

M_1 段，起源于颈内动脉末端，水平延伸至外侧裂池，在分叉 / 三分叉前终止于岛叶。外侧豆纹动脉和颞前动脉起源于 M_1 段。外侧豆纹动脉供应尾状核和豆状核的头部和体部的上部分，而颞前动脉供应颞叶的前端。

M_2（岛）段，在外侧裂内沿岛叶表面延伸。它分为上干分支、下干分支，偶尔分为上干分支、中干分支和下干分支。上干分支向额叶和前顶叶供血。下干分支向颞叶和下顶叶供血。在优势半球，上干分支供应额下回盖部和三角部的 Broca 区（图 2-2），而下干分支供应颞上回后部的 Wernicke 区（图 2-3）。

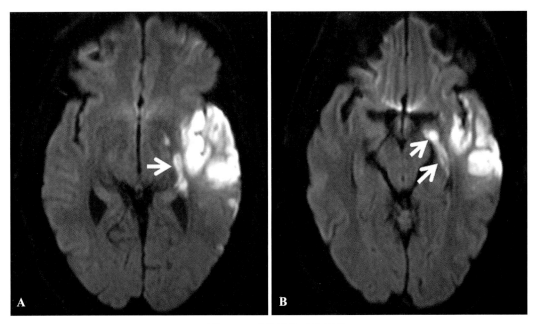

▲ 图 2-1 脉络膜前动脉梗死

患者表现为急性左侧颈内动脉闭塞。DWI 序列显示左大脑中动脉区急性脑梗死。此外，在脉络膜前动脉的范围内，也有累及内囊后肢（箭，A）、杏仁核和海马体（箭，B）的梗死

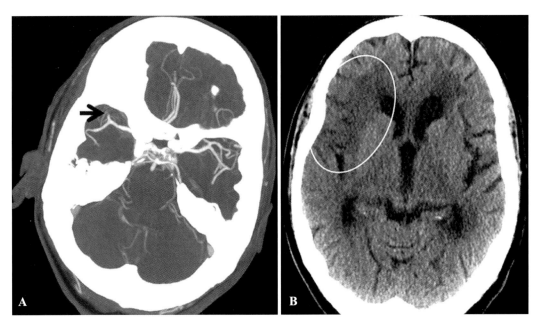

▲ 图 2-2 MCA 上干梗死

A. 轴位 CTA MIP 像显示右侧 MCA M_2 上 / 前分支起始部闭塞（箭）；B. 随后的 NCCT 显示右侧前脑岛和额叶岛盖（白圈）有急性梗死

　　在岛叶的顶部，大脑中动脉在额叶、顶叶和颞叶下横向走行，形成 M_3 脑桥段。

　　M_4（皮质）段包括从外侧裂发出并供应大脑外侧面脑组织的远端皮质分支。在典型的双干模式中，眶额动脉、岛盖动脉和中央动脉起源于 M_2 的上干分支，而其余的分支包括前、后顶叶动脉、角回动脉和颞叶动脉来自于 M_2 下干分支。

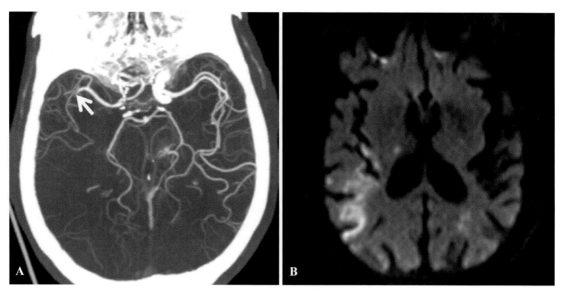

▲ 图 2-3　MCA 下干梗死

A. 轴位 CTA MIP 像显示 MCA 下 / 后分支起始部闭塞；B. MRI DWI 序列显示岛叶后部、顶下小叶和颞后区急性脑梗死

（三）大脑前动脉

大脑前动脉有三个节段：水平段（A_1）、垂直段（A_2）和胼胝体段（A_3）[1]。

A_1（水平）段从 ICA 末端发出延伸至与前交通动脉（A-comm）汇合处。

A_2（垂直）段沿前纵裂走行至胼胝体膝部。它发出眶额支和额极支，供应额叶底部和额叶上内侧部的脑回。

Heubner 回返动脉（RAH）是内侧豆纹动脉最长的分支，它起源于 A_2 近端或 A_1 段远端。RAH 闭塞所致的特征性梗死，累及尾状核头下部、内囊前肢下部和豆状核邻近部分（图 2-4）[3]。

A_3 段弯曲状围绕胼胝体，并可进一步分为胼周动脉和胼缘动脉。胼周动脉在胼周池内沿胼胝体上表面走行，而胼缘动脉在扣带回上方走行。远端分支供给额叶和顶叶的内侧面、毗邻大脑半球纵裂的额顶叶，以及胼胝体的大部分（图 2-5）。有时大脑前动脉的 A_2 段横跨过中线，而对侧的 A_2 段呈发育不良状态或提前结束走行。这种解剖学变异可以解释当出现一侧 A_2 段闭塞却导致双侧大脑前动脉供血区梗死的情况（图 2-6）[4]。

三、后循环

（一）椎动脉

椎动脉分为四个节段（$V_1 \sim V_4$）。V_4 段为硬膜内段，发出脊髓前、后动脉、延髓穿支和小脑后下动脉（posterior inferior cerebellar artery，PICA）。脊髓前动脉闭塞引起特征性的延髓锥体梗死，导致 Dejerine 综合征（图 2-7）[5]。小脑后下动脉相关梗死多涉及延髓外侧、小脑扁桃体和小脑半球下部，并导致延髓外侧综合征或 Wallenberg 综合征（图 2-8）。

（二）基底动脉

基底动脉由桥延结合部附近的两条椎动脉汇合而成。它走行在桥前池内，终于脚间窝内，并最终发出大脑后动脉（posterior cerebral artery，PCA）和小脑上动脉（superior cerebellar arteries，SCA）。

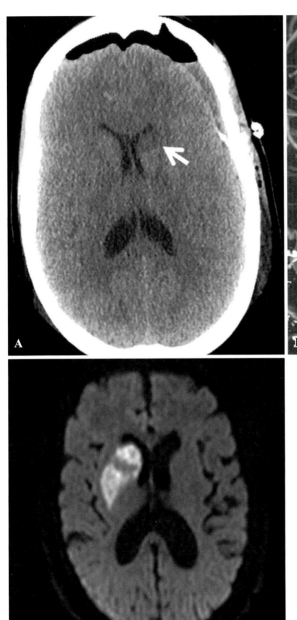

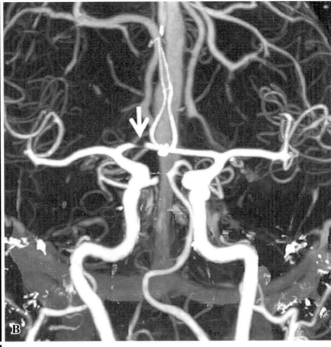

▲ 图 2-4 **Heubner 回返动脉梗死**

A. 患者为复杂 A-comm 动脉瘤夹闭术后。NCCT 显示左侧尾状核前部梗死（箭），可能是由于 RAH 动脉的意外闭塞所致。B. 另一名脑卒中患者，冠状位 CTA MIP 像显示右侧 ACA A₁ 段重度狭窄或近全闭塞性血栓。C. DWI 序列显示右侧 RAH 动脉闭塞致右侧尾状核和壳核发生急性梗死

"基底动脉尖综合征"是指基底动脉远端及其末端分支包括 PCA 和 SCA 的血栓栓塞性闭塞，可导致丘脑、中脑上部、枕叶和小脑上部的梗死（图 2-9）[6]。如果没有及时行机械取栓，它经常导致灾难性的结果，包括闭锁综合征和死亡。但临床上做出诊断却具有挑战性，因为患者常表现为急性视觉、动眼和行为症状，而运动症状可能不明显。

旁正中穿动脉自基底动脉的背侧发出并供应脑桥。这些穿支动脉的阻塞将导致脑桥旁正中梗死（图 2-10）[7]。

（三）小脑前下动脉和小脑上动脉

AICA 起源于基底动脉的近端或中部。经迷路动脉供应岩颞骨及第Ⅶ和Ⅷ对脑神经后方的一部分小脑半球。

SCA 发出自远端基底动脉，供应小脑上半球、上蚓部和齿状核（图 2-11）。

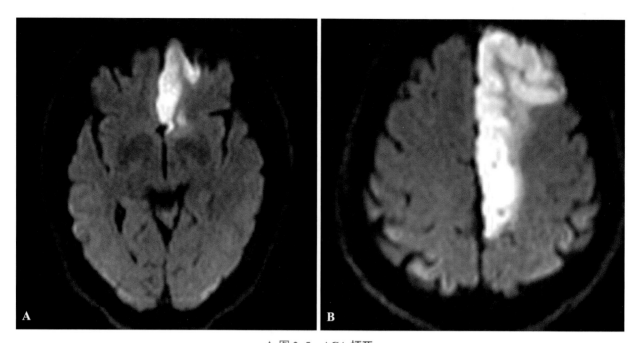

▲ 图 2-5 ACA 梗死

DWI 序列显示左侧 ACA 供血区急性梗死，包括额叶（A）前内侧面，并从额极延伸到枕旁沟（B）

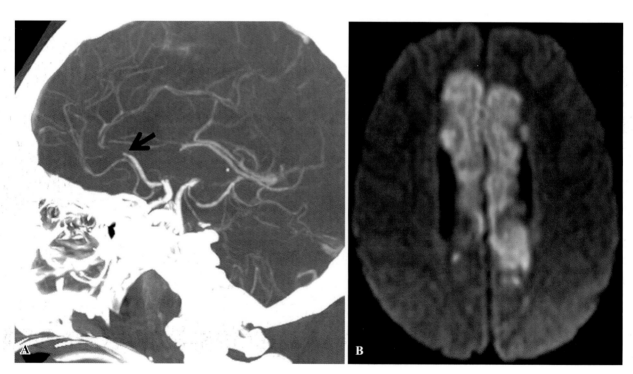

▲ 图 2-6 双侧半球 ACA 供血区梗死

A. 矢状位 CTA 显示左侧优势侧 A$_2$ 段以远闭塞（箭）；B. DWI 序列显示双侧 ACA 供血区梗死。注意右侧 ACA 细小，止于胼胝体边缘支。眶额区和额极区的供血血管通常从 A$_2$ 段更近心的位置发出而未受影响

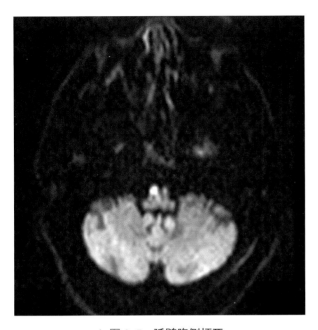

▲ 图 2-7　延髓腹侧梗死

右侧椎动脉夹层患者，DWI 序列提示延髓右侧急性梗死。梗死可能是由椎动脉 V4 段发出的脊髓前动脉闭塞引起

（四）大脑后动脉

PCA 可分为四个节段：P1 段从基底动脉顶端延伸到与后交通动脉连接处；P2 段围绕中脑弯曲走行于环池内；P3 段是走行于四叠体板表面的短节段；P4 段分出包括顶枕动脉、距状沟动脉、后胼周动脉在内的终末支[1]。

在 P1 段或 P2 段近端有许多穿支动脉发出，包括丘脑后穿动脉、丘脑膝状体动脉、大脑脚穿动脉，供应丘脑、丘脑底核和中脑。丘脑前穿动脉（结节 – 丘脑动脉）起自后交通动脉。

脉络膜后内侧和后外侧动脉多从 P2 段发出，向外侧延伸至侧脑室和脉络丛，与脉络膜前动脉吻合。

P2 段发出的颞叶皮质支，供血颞叶下表面、海马体和部分枕叶皮质下表面。

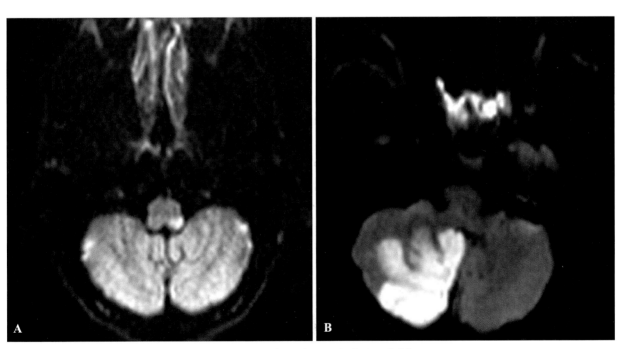

▲ 图 2-8　延髓外侧梗死 / 小脑后下动脉梗死

A. DWI 显示左侧延髓外侧锥体急性梗死；B. 另一名患者的 DWI 显示右侧小脑半球下部和蚓部的大片梗死。两名患者的 MRA 图像上都可见椎动脉闭塞

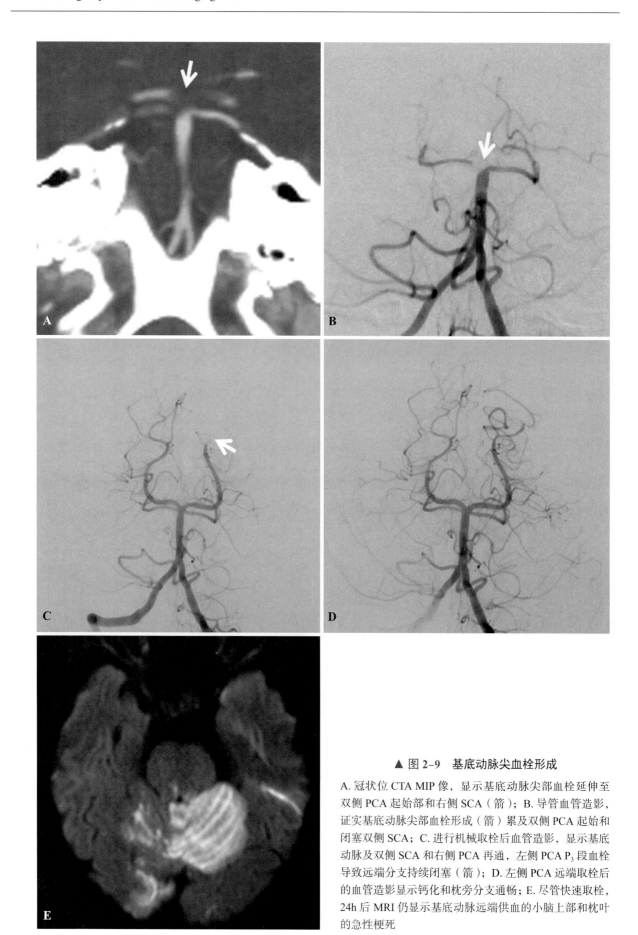

▲ 图 2-9　基底动脉尖血栓形成

A. 冠状位 CTA MIP 像，显示基底动脉尖部血栓延伸至双侧 PCA 起始部和右侧 SCA（箭）；B. 导管血管造影，证实基底动脉尖部血栓形成（箭）累及双侧 PCA 起始和闭塞双侧 SCA；C. 进行机械取栓后血管造影，显示基底动脉及双侧 SCA 和右侧 PCA 再通，左侧 PCA P₃ 段血栓导致远端分支持续闭塞（箭）；D. 左侧 PCA 远端取栓后的血管造影显示钙化和枕旁分支通畅；E. 尽管快速取栓，24h 后 MRI 仍显示基底动脉远端供血的小脑上部和枕叶的急性梗死

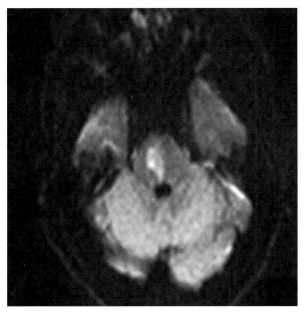

▲ 图 2-10　脑桥旁正中梗死

DWI 序列显示右侧脑桥基底部急性脑梗死延伸至被盖部和第四脑室基底部。梗死不跨越中线，也未累及脑桥外侧，可能是脑桥旁正中穿动脉闭塞所致

来自 P_4 段的终末分支供给几乎整个枕叶和顶叶内下部。同时也供给胼胝体后 1/5，并与胼周动脉远支吻合。

近端 PCA 闭塞导致丘脑梗死和（或）中脑及皮质梗死，而远端 PCA 闭塞仅涉及皮质结构（图 2-12）。

Percheron 动脉是一种罕见但重要的解剖结构变异，为起自 P_1 段的单支丘脑穿动脉供给双侧丘脑旁正中部。此动脉闭塞导致双丘脑旁正中外侧梗死，伴有或不伴有丘脑前部和中脑远端梗死。在轴位 FLAIR 像上，部分患者可见脚间窝中脑软膜表面 V 形的异常高信号（图 2-13）[8]。

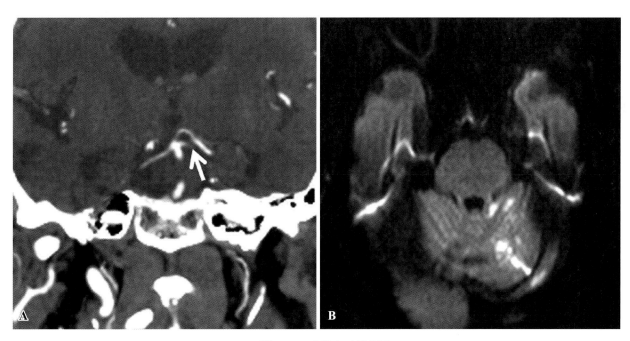

▲ 图 2-11　小脑上动脉梗死

A. CTA 冠状位 MIP 像显示左侧 SCA 起始部闭塞（箭）；B. DWI 序列显示左侧小脑上部急性梗死

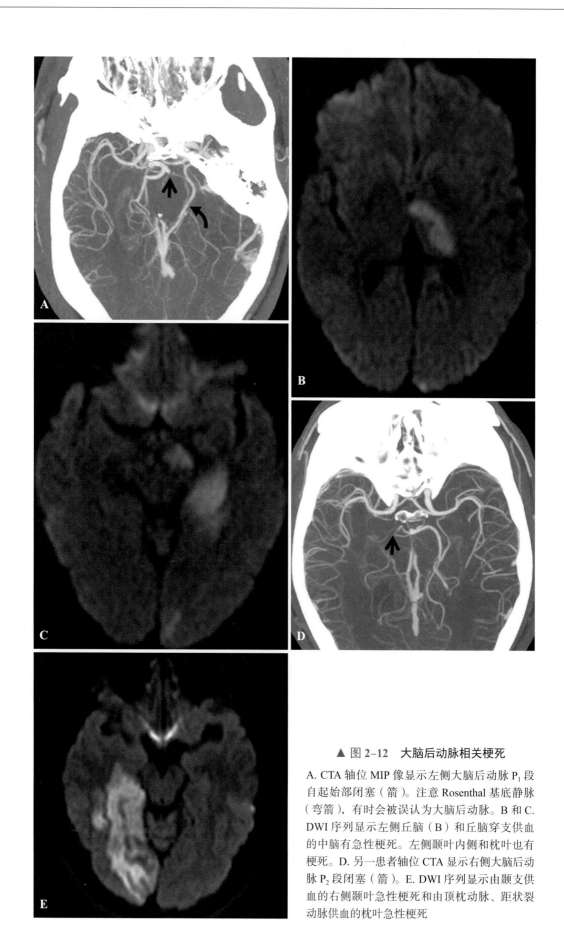

▲ 图 2-12 大脑后动脉相关梗死

A. CTA 轴位 MIP 像显示左侧大脑后动脉 P₁ 段自起始部闭塞（箭）。注意 Rosenthal 基底静脉（弯箭），有时会被误认为大脑后动脉。B 和 C. DWI 序列显示左侧丘脑（B）和丘脑穿支供血的中脑有急性梗死。左侧颞叶内侧和枕叶也有梗死。D. 另一患者轴位 CTA 显示右侧大脑后动脉 P₂ 段闭塞（箭）。E. DWI 序列显示由颞支供血的右侧颞叶急性梗死和由顶枕动脉、距状裂动脉供血的枕叶急性梗死

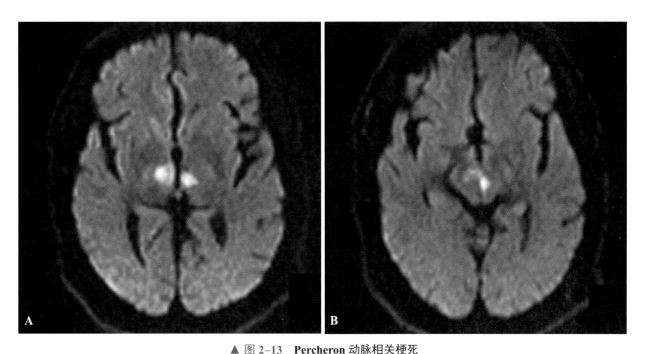

▲ 图 2–13　**Percheron 动脉相关梗死**

DWI 序列显示 Percheron 动脉供血区的双侧丘脑正中（A）和中脑远部（B）的急性梗死

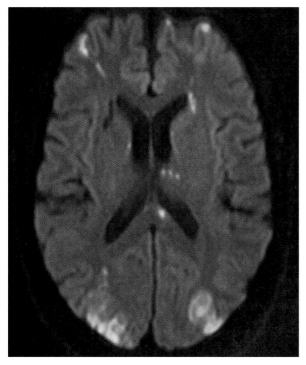

▲ 图 2–14　**外（皮质）交界区梗死**

DWI 序列显示 ACA/MCA 交界区双侧额叶急性梗死，MCA/PCA 交界区双侧枕叶急性梗死。头颈部 MRA 无大血管闭塞或狭窄（未显示）。这些可能是由于栓塞现象所致，基底节、丘脑和胼胝体压部的小梗死进一步证实了这一点

四、分水岭梗死

交界区梗死又称为分水岭梗死，是指在两个相邻的动脉供血区域之间发生的梗死。交界区梗死分为外交界区(皮质)梗死和内交界区(皮质下)梗死两种类型。

外交界区位于额顶区在 ACA 和 MCA 供血区之间（前边界区）或 MCA 和 PCA 供血区之间的顶枕区（后边界区）。外交界区梗死通常为栓塞性，可能不合并脑组织低灌注。事实上也证明了这点，这些患者多伴有较小的皮质栓塞性梗死（图 2–14）。

内交界区位于主要的软膜动脉（MCA、ACA 或 PCA）与豆纹动脉或穿动脉之间的交界区。皮质下的交界区主要由 MCA 的髓质穿支和豆纹动脉的终末分支供血。这些梗死通常以线性方式排列在半卵圆中心或与侧脑室边缘平行的放射区域（图 2–15）。与外交界区梗死相比，内交界区梗死与动脉闭塞、狭窄和（或）全身低灌注有关，并经常预示即将发生较大范围梗死 [9]。

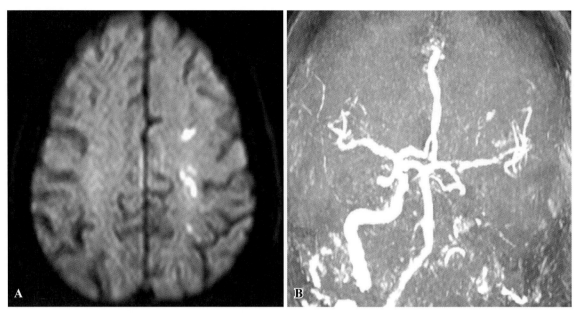

▲ 图 2–15 内（皮质下）交界区梗死

A. DWI 序列显示半卵圆中心位于豆纹动脉和左侧 MCA 髓质穿支供血的内交界区的一串小梗死；B. MRA MIP 像显示左侧颈内动脉闭塞

参 考 文 献

[1] Osborn AG. Diagnostic cerebral angiography. 2nd ed. Philadelphia: Lippincott Williams and Wilkins; 2001.

[2] Helgason C, Caplan LR, Goodwin J, Hedges T. Anterior choroidal artery–territory infarction: report of cases and review. Arch Neurol. 1986;43:681–6.

[3] Loukas M, Louis RG, Childs RS. Anatomical examination of the recurrent artery of Heubner. Clin Anat. 2005;19:25–31.

[4] Kumar K, Strbian D, Sundararajan S. Acute cerebral infarction presenting with weakness in both legs and one arm. Stroke. 2015;46:e134–6.

[5] Bassetti C, Bogousslavsky J, Mattle H, Bernasconi A. Medial medullary stroke: report of seven patients and review of the literature. Neurology. 1997;48:882–90.

[6] Sato M, Tanaka S, Kohama A. "Top of the basilar" syndrome: clinico–radiological evaluation. Neuroradiology. 1987;29:354–9.

[7] Kataoka S, Hori A, Shirakawa T, Hirose G. Paramedian pontine infarction: neurological/topographical correlation. Stroke. 1997;28:809–15.

[8] Lazzaro NA, Wright B, Castillo M, Fischbein NJ, Glastonbury CM, Hildenbrand PG, Wiggins RH, Quigley EP, Osborn AG. Artery of percheron infarction: imaging patterns and clinical spectrum. Am J Neuroradiol. 2010;31:1283–9.

[9] Mangla R, Kolar B, Almast J, Ekholm SE. Border zone infarcts: pathophysiologic and imaging characteristics. Radiographics. 2011;31:1201–14.

第 3 章　假性卒中的影像
Imaging of Stroke Mimics

Yang Tang　Xinli Du　**著**　吴统茂　李　博　**译**

一、概述

卒中是一类临床诊断；然而，由于有许多非血管疾病，使得其诊断并不简单，即假性卒中可以表现为急性神经功能缺陷，类似于缺血性综合征。尽管频率各不相同，但据估计高达 25% 的急诊卒中警报来自于假性卒中 [1, 2]。其中一些疾病，如转换障碍，可以通过详尽的病史采集和体格检查进行诊断，并且可以通过阴性的神经影像来证实。然而，许多其他疾病可能类似于急性缺血的影像学表现，尤其是脑 MRI 上的弥散受限。常见的假性卒中疾病包括癫痫、偏头痛、肿瘤、中枢神经系统感染 / 炎症、代谢 / 中毒性脑病等 [3, 4]。因此，确诊的关键是仔细分析影像学表现，并结合临床病史及其他诊断试验。

二、癫痫

癫痫发作或发作后 Todd 麻痹在临床和影像学上是最常见的假性卒中之一。癫痫发作会导致脑 MRI 弥散受限，水肿和软脑膜强化 (图 3-1)[5]，也可能合并有 CT 或 MR 灌注成像的各种异常，具体情况取决于患者处于发作期还是发作后期 [6]。发作期常伴有受累脑区过度灌注，引流时间缩短

(time to drain，TTD) / 平均通过时间减少，脑血流量 (cerebral blood flow，CBF) 或脑血容量 (cerebral blood volume，CBV) 增加 (图 3-2)。在发作后期，常常出现类似于缺血性卒中的低灌注表现 (图 3-3)。癫痫发作相关的改变常见于皮质、海马和胼胝体压部等，通常为一过性，并呈非血管性分布。这些特征有助于其与急性缺血区分。

三、偏头痛

一部分偏头痛患者可表现为急性神经系统症状（即先兆）。以运动症状为主的偏头痛又被称为偏瘫型偏头痛，在首次就诊时可能难以与动脉缺血性卒中或 TIA 相鉴别。在先兆性偏头痛患者中，可在患侧大脑半球检测到早期脑灌注不足，可能是由于血管收缩，而随后是反跳性过度灌注 [7]。由于低灌注和脱氧血液的易感性，磁敏感加权成像可见皮质静脉不对称显影 (图 3-4)。MRA 可显示远端动脉分支的血管收缩。与缺血性卒中相反，偏头痛发作则不合并 DWI 改变。MRI 上的信号变化是可逆的，并且不仅限于单一的血管供血区。

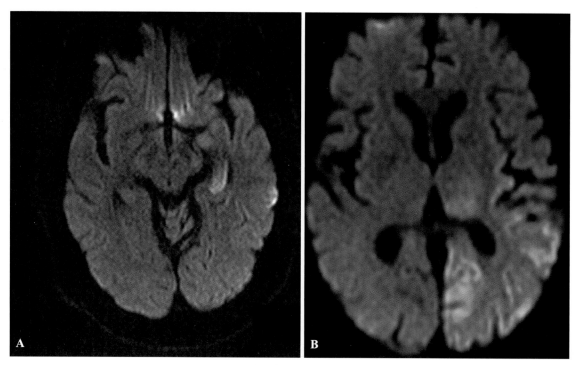

▲ 图 3-1　癫痫相关性磁共振弥散异常

A. 一例癫痫发作后 Todd 瘫痪患者，DWI 显示左侧海马区弥散受限。B. 另一患者卒中警报，轴位 DWI 显示左侧颞枕叶、岛叶和丘脑弥散受限，但不符合动脉分布和癫痫相关性改变。患者随后确诊为非惊厥性癫痫持续状态

四、肿瘤

脑肿瘤患者可出现急性神经功能障碍，偶尔可在影像学上与缺血性卒中相混淆[8]，尤其是当肿瘤细胞密度高导致弥散受限或肿瘤侵犯区域呈血管分布时（图 3-5）。另外，亚急性缺血在有血管源性水肿和强化时酷似肿瘤（图 3-6）。CT/MR 灌注成像或 MR 波谱等先进技术有助于进行区分。在不能确诊的情况下，短期 MRI 随访将有助于监测信号变化的演变。

五、感染和炎症

感染性或自身免疫性脑炎和脑炎可以在影像学上表现为假性卒中。疱疹性脑炎是最常见的病毒性脑炎，表现为急性神经系统症状，如轻偏瘫、言语障碍、癫痫或意识水平改变。它通常引起边缘系统的不对称受累，包括颞叶内侧、额叶下部，以及岛叶和扣带回皮质。MRI 可显示水肿伴 T_2 / FLAIR 高信号，弥散受限的片状区，出血，以及皮质和（或）软脑膜强化[9]。颞叶受累可在 CT 上类似 MCA 供血区卒中，MRI 对诊断至关重要；然而早期疱疹性脑炎可能为单侧，酷似亚急性 MCA 供血区梗死（图 3-7）。因此，关键是要识别受累的边缘系统，因为边缘系统并不完全符合 MCA 供血区的范围。

六、线粒体脑肌病伴高乳酸血症和卒中样发作（MELAS）

线粒体脑肌病伴高乳酸血症和卒中样发作（mitochondrial myopathy，encephalopathy with lactic acidosis，and stroke-like episodes，MELAS）是一种罕见的遗传性代谢疾病，由于呼吸链线粒体缺陷和氧化磷酸化所致，通常影响年轻患者。尽管 MELAS 的症状通常较缓和，且起病缓慢，

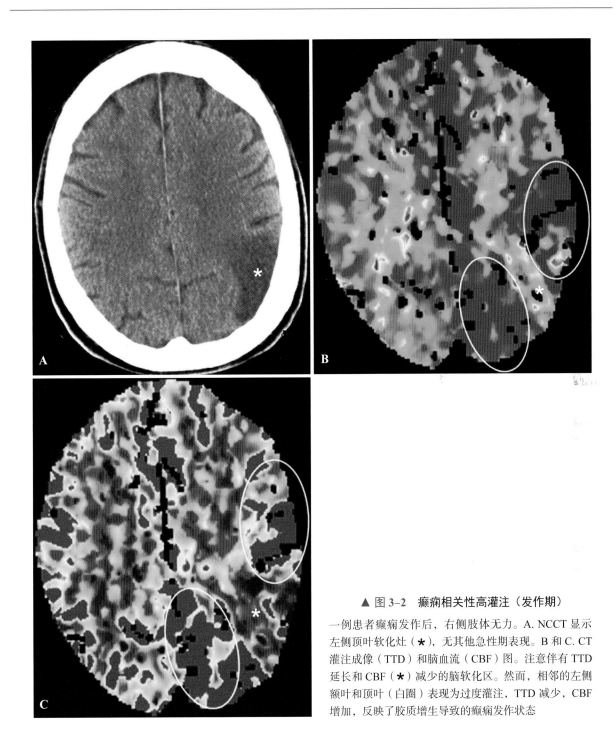

▲ 图 3-2　癫痫相关性高灌注（发作期）

一例患者癫痫发作后，右侧肢体无力。A. NCCT 显示左侧顶叶软化灶（ ∗ ），无其他急性期表现。B 和 C. CT 灌注成像（ TTD ）和脑血流（ CBF ）图。注意伴有 TTD 延长和 CBF（ ∗ ）减少的脑软化区。然而，相邻的左侧额叶和顶叶（白圈）表现为过度灌注，TTD 减少，CBF 增加，反映了胶质增生导致的癫痫发作状态

但它常表现为卒中样发作，因此其诊断可能与缺血性梗死相混淆。影像学表现为除白质外的大脑皮质 CT 低密度或 MRI DWI、T_2 高信号[10]。这些病变并不局限于特定动脉供血区内，并有随时间迁移的趋势，从而与缺血性卒中区别（图 3-8 ）。MR 波谱显示 N- 乙酰天冬氨酸峰降低和乳酸峰升高，但这些变化并不完全具有特异性，也可在其他代谢紊乱中发现。

七、Creutzfeldt-Jakob 病（CJD）

CJD 是由朊病毒引起的一种罕见的传染性神经系统退行性疾病。绝大多数的 CJD 为散发的，而其余属于遗传性、医源性或变异型。临床特

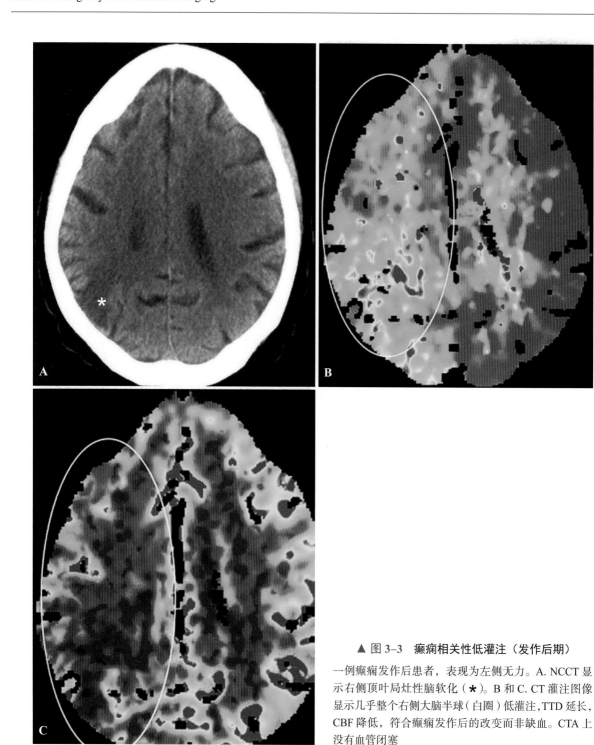

▲ 图 3-3　癫痫相关性低灌注（发作后期）

一例癫痫发作后患者，表现为左侧无力。A. NCCT 显示右侧顶叶局灶性脑软化（★）。B 和 C. CT 灌注图像显示几乎整个右侧大脑半球（白圈）低灌注，TTD 延长，CBF 降低，符合癫痫发作后的改变而非缺血。CTA 上没有血管闭塞

征包括急进性痴呆、共济失调、肌阵挛、视力障碍、小脑功能障碍、锥体或锥体外系症状、无动性缄默症等。最具特征性的脑电图表现为周期性尖波。脑脊液标志物包括 14-3-3 和 tau 蛋白。头颅 MRI 典型表现为局灶性或弥漫性、对称性或不对称性的大脑皮质（花边征）和基底节弥散受限，

类似于缺血性病变（图 3-9）。周围区域通常不会受累。丘脑后部（枕征）和丘脑背内侧（曲棍球棒征）的 DWI 或 FLAIR 信号异常被认为是变异型 CJD 最敏感的标志，但并非特异性，因为在散发性 CJD 病例中也有报道 [11]。

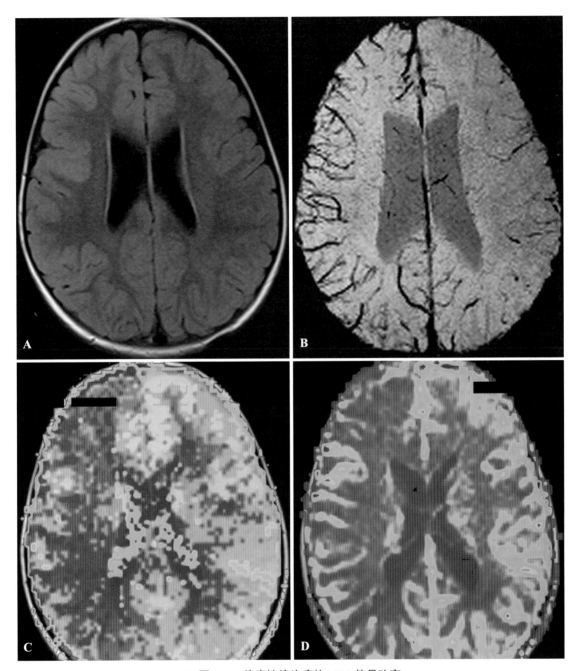

▲ 图 3-4 偏瘫性偏头痛的 MRI 信号改变

一例 8 岁患儿，头痛伴一过性左侧偏瘫。A. 轴位 FLAIR 像显示右侧大脑半球皮质肿胀。B. SWI 显示右侧大脑半球皮质静脉突显，反映脱氧血红蛋白的存在。C 和 D. MR 灌注显示，右侧大脑半球低灌注，引流时间延长（C），CBF 降低（D）。未见弥散受限（未展示）。MRA 显示无动脉闭塞或明显狭窄。上述表现在几个月后的随访中消失

八、缺氧缺血性脑病（HIE）

成人的缺氧缺血性脑病（hypoxic-ischemic encephalopathy，HIE）通常由心搏骤停或呼吸衰竭所致。MRI 典型表现为对称性的弥散受限，随后出现 T_2/FLAIR 高信号和高代谢区域（如基底节、丘脑、海马、皮质和小脑）的皮质肿胀（图 3-10）。CT 不敏感，但可表现为弥漫性灰-白质交界丧失、脑水肿，以及晚期病例的脑沟消失。

尽管在因药物过量或一氧化碳中毒而导

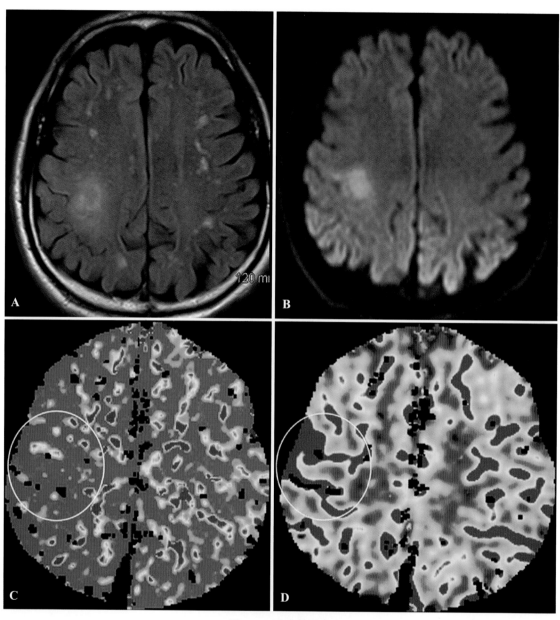

▲ 图 3-5　肿瘤假性卒中

一例 55 岁左侧无力患者。NCCT 正常（未展示）。脑 MRI 显示右侧中央前区无强化的 FLAIR 序列高信号（A）和弥散受限（B），疑似急性或亚急性卒中。CTA 显示没有大血管闭塞或狭窄

致呼吸骤停的患者中有迟发性缺氧后白质脑病（delayed post-hypoxic leukoencephalopathy，DPHL）的报道，但由于白质相对较低的代谢活性通常免于缺氧 – 缺血性损伤。此类情况在临床上表现为缺氧稳定期后的神经功能恢复或改善。MRI 通常显示弥散受限和 T_2 / FLAIR 高信号，且双侧对称性累及皮质下和深部白质[12]（图 3-11）。

九、低血糖脑病

低血糖脑病通常发生于意外过度使用胰岛素或口服降糖药的糖尿病患者，或者极少数未诊断的胰岛素瘤患者。MRI 显示皮质、基底节区、海马的弥散受限，偶可见于白质和胼胝体压部，与 HIE 非常相似。

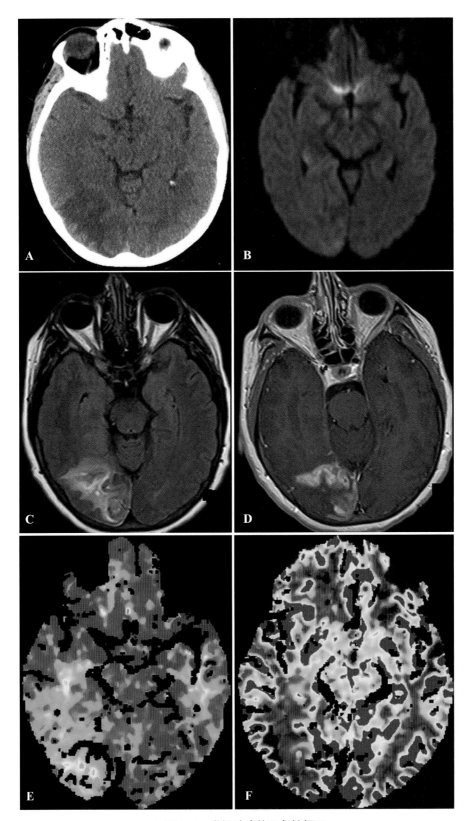

▲ 图 3-6　类似肿瘤的亚急性梗死

一例视觉障碍患者。NCCT 显示右侧枕叶血管源性水肿（A）。MRI 显示右侧枕叶弥散信号增强（B）、FLAIR 序列高信号（C）和脑回强化（D）。CT 灌注显示该区域灌注不足，引流时间延长（E），脑血流量减少（F）。脑回样强化、低占位效应和低灌注的存在提示亚急性梗死而非肿瘤

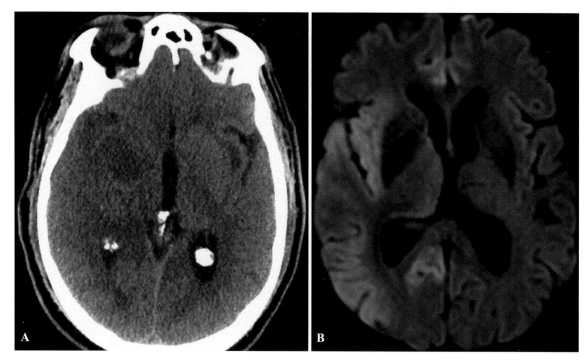

▲ 图 3-7　疱疹性脑炎

一例患者头痛、发热伴精神状态改变。A. NCCT 显示右侧颞叶和基底节低密度，疑似亚急性 MCA 梗死；B. DWI 显示右侧颞叶、枕叶、岛叶、扣带回以及左侧岛叶弥散受限。其中的扣带回不符合 MCA 供血区范围。根据脑脊液检查，确诊为单纯疱疹病毒性脑炎

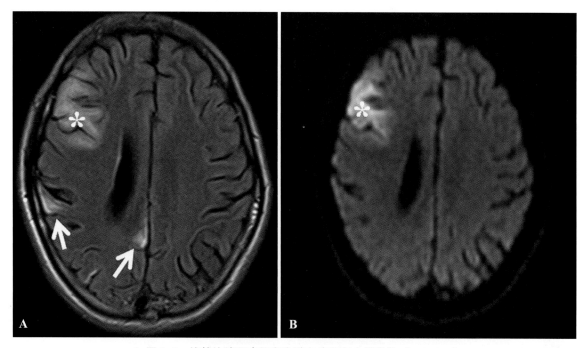

▲ 图 3-8　线粒体脑肌病伴高乳酸血症和卒中样发作（MELAS）

一例 10 岁患儿出现反复发作性卒中和癫痫。A. 轴位 FLAIR 像显示多发皮质 FLAIR 高信号；B. 右侧额叶病灶显示弥散受限（＊），类似急性梗死，而其他病灶（箭）为慢性，没有相应的弥散异常

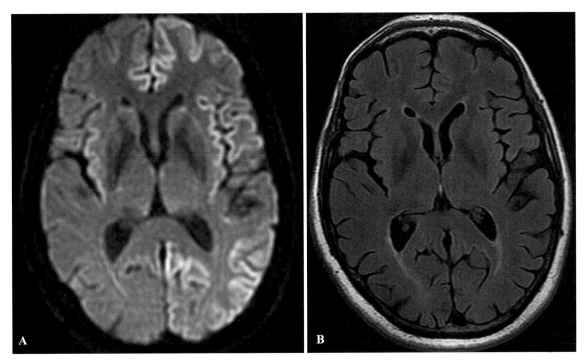

▲ 图 3-9　散发性 Creutzfeldt-Jakob 病

A. 轴位 DWI 像显示双侧岛叶和扣带回及左侧额叶和枕叶的皮质弥散受限；B. 没有明显的 FLAIR 信号异常。CJD 无皮质肿胀有助于将其与细胞毒性或炎性改变相鉴别

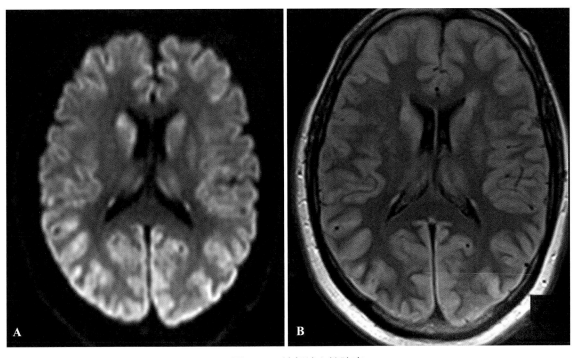

▲ 图 3-10　缺氧缺血性脑病

MRI 示双侧大脑半球和基底节弥散受限（A）、FLAIR 高信号及皮质肿胀（B），符合细胞毒性损伤

十、高氨血症性脑病

急性高氨血症或肝性脑病患者表现为进行性嗜睡、癫痫发作和昏迷。MRI 可显示弥漫性皮层 / 皮质下水肿和弥散受限（图 3-12）。据报道，扣带回和岛叶皮质对称性受累是急性肝性脑病更为特异的影像学特征[13]。CT 敏感性较低，但严重时可显示广泛水肿。

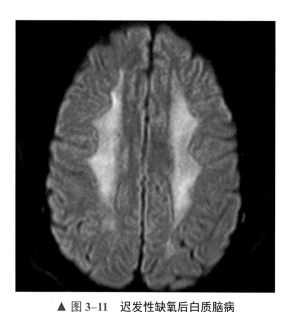

▲ 图 3-11　迟发性缺氧后白质脑病

一例海洛因吸食过量致呼吸衰竭的患者，出现进行性精神状态下降。轴位 DWI 像显示双侧脑白质融合性弥散受限

十一、Wernicke 脑病

Wernicke 脑病是由硫胺素缺乏引起的一种潜在的致命性神经系统急症。该病最常见于慢性酒精滥用，但也报道有非酒精性营养不良患者。该病临床表现多样，只有少数患者出现典型的共济失调、精神状态改变和动眼神经功能障碍。MRI 是诊断的关键，典型表现为乳头体、下丘脑、丘脑内侧、中脑顶盖部和导水管周围区域对称性 T$_2$/FLAIR 高信号和弥散受限（图 3-13）[14]。这种表现可能与 Percheron 动脉闭塞或基底动脉尖血栓形成引起的梗死相混淆。

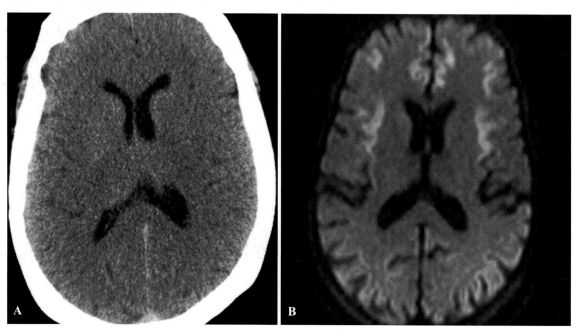

▲ 图 3-12　高氨血症性脑病

A. 一例肝功能衰竭和精神状态改变的患者。NCCT 显示弥漫性脑水肿，脑沟消失，灰 - 白质交界不清。B. 另一例患者的 DWI MRI 显示双侧岛叶和扣带回皮质的对称性弥散受限。临床表现可类似缺氧缺血性损伤，临床病史对诊断有重要意义

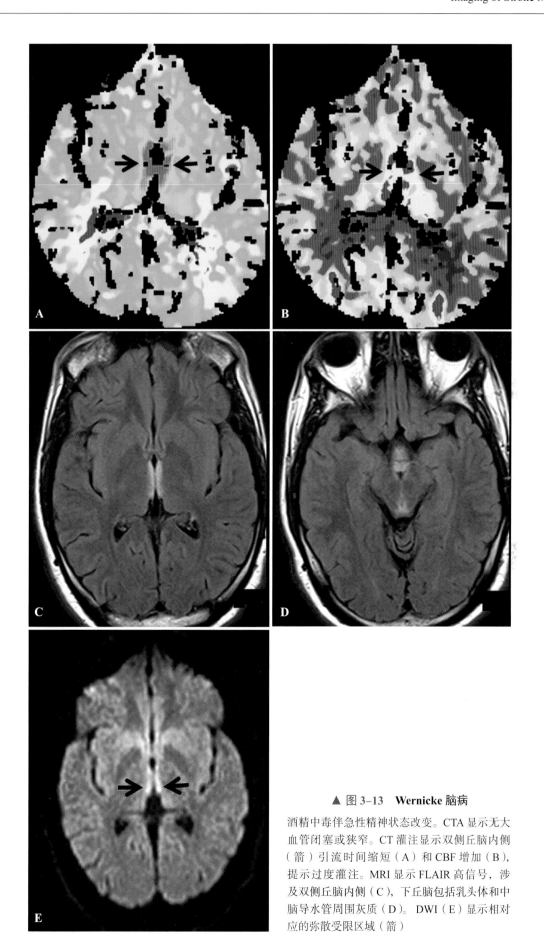

▲ 图 3-13　Wernicke 脑病

酒精中毒伴急性精神状态改变。CTA 显示无大血管闭塞或狭窄。CT 灌注显示双侧丘脑内侧（箭）引流时间缩短（A）和 CBF 增加（B），提示过度灌注。MRI 显示 FLAIR 高信号，涉及双侧丘脑内侧（C），下丘脑包括乳头体和中脑导水管周围灰质（D）。DWI（E）显示相对应的弥散受限区域（箭）

十二、渗透性脱髓鞘综合征（ODS）

渗透脱髓鞘综合征（osmotic demyelination syndrome，ODS）是一种由低钠血症快速纠正后引起的神经功能障碍，它也可发生在酗酒者、营养不良者或慢性衰竭患者中。其临床表现包括精神状态改变、假性延髓性麻痹和痉挛性四肢瘫。它可表现为脑桥中央和（或）脑桥外髓鞘溶解。在脑桥中央髓鞘溶解中，可以见到中央

脑桥融合性 T₂/FLAIR 高信号，而脑桥和皮质脊髓束的外侧面未受影响。有时也可以看到"三叉戟"形的中央异常信号。急性期内可以表现为弥散受限，从而酷似急性缺血性卒中，但其受累范围与脑桥穿动脉梗死有一定区别。后者通常为单侧性，并且位于中线附近。脑桥外髓鞘溶解可以对称性地出现，包括丘脑、基底节、中脑和白质（图 3-14）[15]。

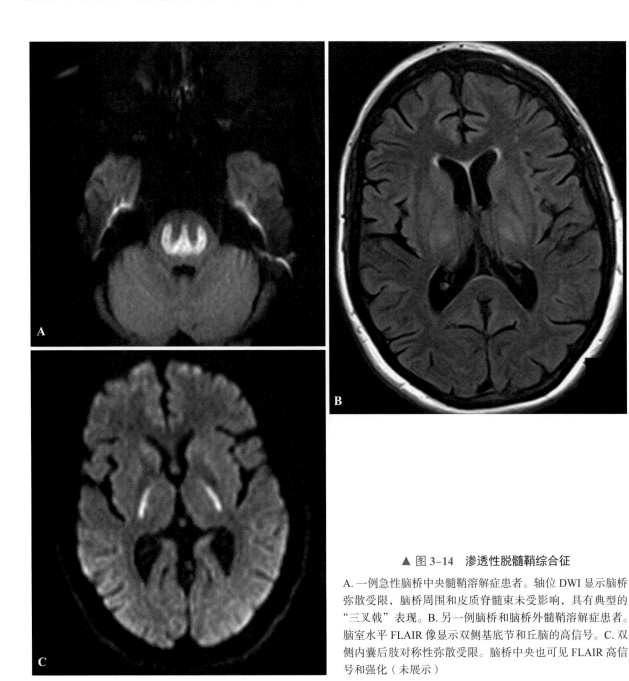

▲ 图 3-14　渗透性脱髓鞘综合征

A. 一例急性脑桥中央髓鞘溶解症患者。轴位 DWI 显示脑桥弥散受限，脑桥周围和皮质脊髓束未受影响，具有典型的"三叉戟"表现。B. 另一例脑桥和脑桥外髓鞘溶解症患者。脑室水平 FLAIR 像显示双侧基底节和丘脑的高信号。C. 双侧内囊后肢对称性弥散受限。脑桥中央也可见 FLAIR 高信号和强化（未展示）

十三、药物中毒

许多治疗性或娱乐性药物可引起类似急性卒中的神经中毒。例如，急性甲氨蝶呤相关白质脑病患者可能会出现头痛、精神错乱、癫痫发作或局灶性神经功能障碍。MRI 可表现为类似急性卒中的单侧或双侧半卵圆形中心一过性弥散受限和 T_2/FLAIR 序列高信号（图 3–15）[16]。

十四、脑脂肪栓塞（CFE）

脑脂肪栓塞（cerebral fat embolism，CFE）是一种罕见的、致命的并发症，通常发生在长骨骨折或骨科手术后 12～72h。脂肪栓塞综合征的临床三联征包括呼吸窘迫、精神状态改变和点状皮疹。脂肪栓塞综合征的脑部表现无特异性，包括头痛、嗜睡、谵妄、癫痫发作、昏迷等。CT 在急性期不敏感。MRI 可以显示多个散在的弥散受限灶，呈"星野状"分布，随后在亚急性期可发展为混合性细胞毒性水肿或血管源性水肿（图

3–16）。梯度回波序列可显示散在的微出血灶[17]，但在影像学上可能与心源性微梗死或弥漫性轴索损伤相混淆。

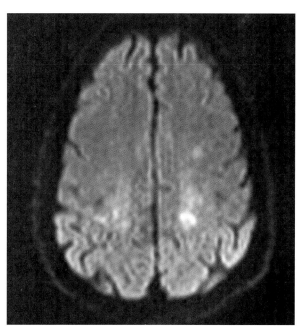

▲ 图 3–15　急性甲氨蝶呤神经中毒

一例近期鞘内注射甲氨蝶呤治疗白血病的患者，表现为右侧无力和言语不清。DWI 显示双侧半卵圆中心的弥散受限，左侧多于右侧

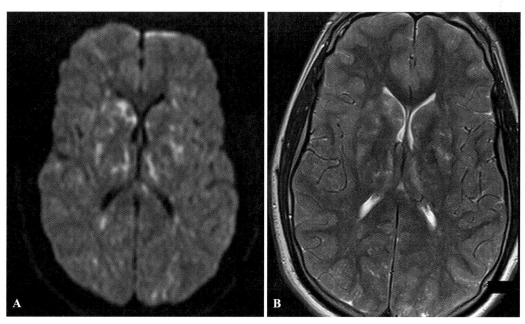

▲ 图 3–16　脑脂肪栓塞

一例外伤性股骨骨折患者出现精神状态下降。A. 轴位 DWI 显示在双侧基底节和皮质中多发弥散受限灶，呈"星点状"分布。B. 轴位 T_2 显示相应区域的高信号和皮质肿胀

参考文献

[1] Libman RB, Wirkowski E, Alvir J, Rao TH. Conditions that mimic stroke in the emergency department. Arch Neurol. 1995;52:1119.

[2] Hemmen TM, Meyer BC, McClean TL, Lyden PD. Identification of nonischemic stroke mimics among 411 code strokes at the University of California, San Diego, Stroke Center. J Stroke Cerebrovasc Dis. 2008;17:23–5.

[3] Adam G, Ferrier M, Patsoura S, Gramada R, Meluchova Z, Cazzola V, Darcourt J, Cognard C, Viguier A, Bonneville F. Magnetic resonance imaging of arterial stroke mimics: a pictorial review. Insights Imaging. 2018;9:815–31.

[4] Vilela P. Acute stroke differential diagnosis: stroke mimics. Eur J Radiol. 2017;96:133–44.

[5] Cianfoni A, Caulo M, Cerase A, Della Marca G, Falcone C, Di Lella GM, Gaudino S, Edwards J, Colosimo C. Seizure–induced brain lesions: a wide spectrum of variably reversible MRI abnormalities. Eur J Radiol. 2013;82:1964–72.

[6] Strambo D, Rey V, Rossetti AO, Maeder P, Dunet V, Browaeys P, Michel P. Perfusion–CT imaging in epileptic seizures. J Neurol. 2018;265:2972–9.

[7] Cobb–Pitstick KM, Munjal N, Safier R, Cummings DD, Zuccoli G. Time course of cerebral perfusion changes in children with migraine with aura mimicking stroke. AJNR Am J Neuroradiol. 2018;39:1751–5.

[8] Morgenstern LB, Frankowski RF. Brain tumor masquerading as stroke. J Neurooncol. 1999;44:47–52.

[9] Soares BP, Provenzale JM. Imaging of herpesvirus infections of the CNS. Am J Roentgenol. 2016;206:39–48.

[10] Malhotra K, Liebeskind DS. Imaging of MELAS. Curr Pain Headache Rep. 2016. https://doi.org/10.1007/s11916–016–0583–7.

[11] Fragoso DC, Gonçalves Filho ALDM, Pacheco FT, Barros BR, Aguiar Littig I, Nunes RH, Maia Júnior ACM, da Rocha AJ. Imaging of Creutzfeldt–Jakob disease: imaging patterns and their differential diagnosis. Radiographics. 2017;37:234–57.

[12] Beeskow AB, Oberstadt M, Saur D, Hoffmann KT, Lobsien D. Delayed post–hypoxic leukoencephalopathy (DPHL)–an uncommon variant of hypoxic brain damage in adults. Front Neurol. 2018. https://doi.org/10.3389/fneur.2018.00708.

[13] U–King–Im JM, Yu E, Bartlett E, Soobrah R, Kucharczyk W. Acute hyperammonemic encephalopathy in adults: imaging findings. Am J Neuroradiol. 2011;32:413–8.

[14] Zuccoli G, Gallucci M, Capellades J, Regnicolo L, Tumiati B, Cabada Giadás T, Bottari W, Mandrioli J, Bertolini M. Wernicke encephalopathy: MR findings at clinical presentation in twenty–six alcoholic and nonalcoholic patients. Am J Neuroradiol. 2007;28:1328–31.

[15] Howard SA, Barletta JA, Klufas RA, Saad A, De Girolami U. Osmotic demyelination syndrome. Radiographics. 2009;29:933–8.

[16] Sandoval C, Kutscher M, Jayabose S, Tenner M. Neurotoxicity of intrathecal methotrexate: MR imaging findings. AJNR Am J Neuroradiol. 2003;24:1887–90.

[17] Kuo KH, Pan YJ, Lai YJ, Cheung WK, Chang FC, Jarosz J. Dynamic MR imaging patterns of cerebral fat embolism: a systematic review with illustrative cases. Am J Neuroradiol. 2014;35:1052–7.

第 4 章　脑静脉血栓形成
Cerebrovenous Thrombosis

Yang Tang **著**　张　超　唐桂洋　**译**

一、概述

脑静脉血栓形成（cerebrovenous thrombosis，CVT）是一种相对少见的疾病，估计年发病率为每 100 万人口中 2～7 例，占成年人所有卒中的0.5%～1%。与动脉卒中相比，CVT 常见于较年轻的患者群体，且以女性为主[1]。

许多局部和全身性的危险因素与 CVT[2] 有关。局部因素包括乳突炎或脑膜炎、外伤性头颈损伤、手术、肿瘤压迫等。许多可导致高凝状态的全身性因素包括妊娠和产后状态、口服避孕药的使用、激素替代治疗、遗传性高凝状态（如蛋白 C 和 S 缺乏、凝血因子 V Leiden 突变）、全身性感染或炎症性疾病、恶性肿瘤、脱水和镰状细胞性贫血等。

通常 CVT 的临床表现多变且不具有特异性，因此对临床医师和放射科医师来说，CVT 的诊断是一个相当大的挑战。该病常见的临床表现与颅内高压相关，包括头痛、恶心和呕吐、视盘水肿和视物模糊。其他表现包括癫痫发作、局灶性神经功能障碍、脑病等。

神经影像学在 CVT 的诊断中起重要作用。CVT 的影像学诊断主要是通过多模态影像学对静脉血栓的识别，包括 NCCT、增强 CT/CTA、

MRI 和 MRV。经导管血管造影曾是诊断的金标准，但现在主要用于血管内介入治疗前的评估，已经很少作为一种单纯诊断方式。

二、CVT 相关的脑实质改变

约 50% 的 CVT 病例在 CT 和 MRI 上可见相关的脑实质改变。

静脉闭塞和静脉压力增加导致脑实质性改变，包括脑水肿和出血，特别是当皮质静脉受累同时缺乏足够的静脉侧支循环。水肿可以是血管源性的、细胞毒性的，或者两者兼有。血管源性水肿则更为常见，通常可以治愈。出血多见于脑实质内，偶见于蛛网膜下腔并局限于脑沟。增强 MRI 或 CT 可显示受影响的脑实质呈脑回样强化，以及静脉侧支和静脉高压引起的脑膜强化。

与动脉性梗死及梗死后出血性转化相比，CVT 的实质病变不符合典型的动脉分布，主要集中在皮质下区域，皮质受累相对少见。横窦或 Labbé 静脉血栓可导致颞叶的病变（图 4-1）。上矢状窦血栓可导致额叶和顶叶矢状窦旁区域水肿/ 出血（图 4-2）。深静脉闭塞通常累及丘脑、基底节和脑室周围白质（图 4-3）。脑实质在上述分布区域出现改变应高度怀疑 CVT[2]。

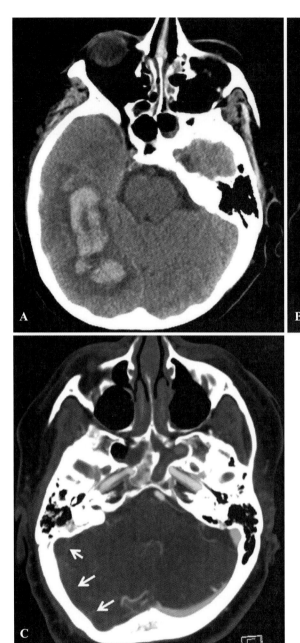

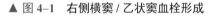

▲ 图 4-1　右侧横窦 / 乙状窦血栓形成

一名 65 岁患者伴有严重头痛、呕吐。A. 轴位 NCCT 像显示右侧颞叶皮质下区不规则火焰状的脑实质内出血合并周围水肿；B. 尾侧 NCCT 像显示右侧横窦和乙状窦内非对称性高密度；C. CT 静脉造影显示右侧横窦和乙状窦内连续的血栓形成致窦腔充盈缺损，与正常强化的左侧横窦和乙状窦形成对比

三、静脉血栓形成的鉴别

（一）非对比 CT

非对比 CT（non-contrast CT，NCCT）通常是在紧急情况下可行的首选检查方式。NCCT 上静脉血栓形成的典型表现是硬脑膜窦和（或）皮质静脉的密度增加，这是由于急性血凝块形成和收缩导致红细胞和血红蛋白浓度增加（致密窦征或条索征）所致。其他因素所致的血液浓缩，如

脱水或红细胞增多，也可导致硬脑膜及静脉窦密度增高，是形成非 CVT 患者的假阳性表现的主要原因。有时，高密度的硬膜窦会与硬膜下或蛛网膜下腔出血混淆。仔细查看多平面 CT 图像将有助于区分。

已有一些研究尝试在 NCCT 诊断急性 CVT 时使用 Hounsfield 测量值和 Hounsfield 单位与血细胞比容（H∶H）比率值定量测量硬脑膜窦的密度。例如，Black 等发现 8 例 CVT 患者中有 7

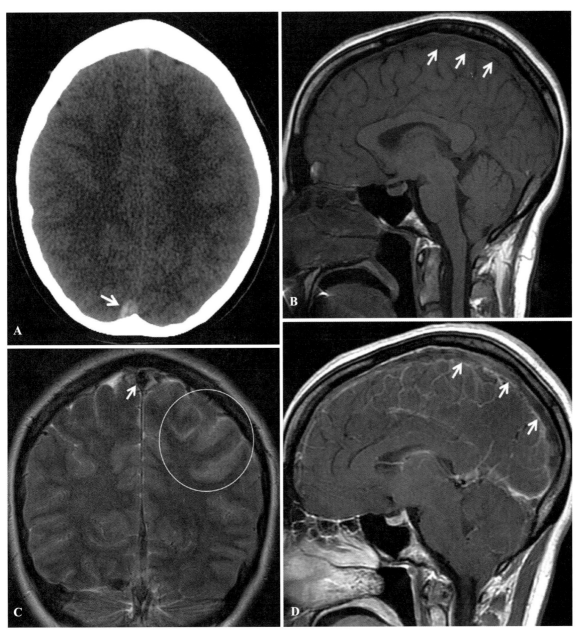

▲ 图 4-2　急性硬脑膜窦血栓形成

一名 26 岁女性，头痛数日合并癫痫发作。A. 轴位 NCCT 像显示上矢状窦（SSS）高密度，提示血栓形成。弥漫性脑沟消失，但无出血或大面积梗死。B 至 E. 脑 MRI 显示 SSS 矢状位 T_1（B）序列等信号，冠状位 T_2（C）序列低信号，反映血栓形成急性期的脱氧血红蛋白（箭）；冠状位 T_2 序列显示左侧额顶叶交界处轻度皮质 / 皮质下水肿（C 图白圈）。D. 矢状位增强 T_1 序列显示 SSS 广泛充盈缺损（箭）

例硬膜窦 Hounsfield 单位（HU）> 70，而正常者的 HU 不超过 70，提示 70HU 可以作为怀疑 DVT [3] 的阈值。Besachio 等报道采用 HU > 65、H∶H > 1.7、静脉动脉差值 > 15 的诊断标准可在 NCCT 上诊断大部分 DVT 病例 [4]。Buyck 等建议将 HU ≥ 62 和 H∶H ≥ 1.52 作为 NCCT [5]

检测 CVT 的最佳阈值。

　　值得注意的是，随着时间的推移以及红细胞和血红蛋白的降解，静脉血栓的密度逐渐降低，最终无法与正常血液区分，甚至出现比血液更低的密度。特别是在亚急性或慢性期，这将导致假阴性的结果。

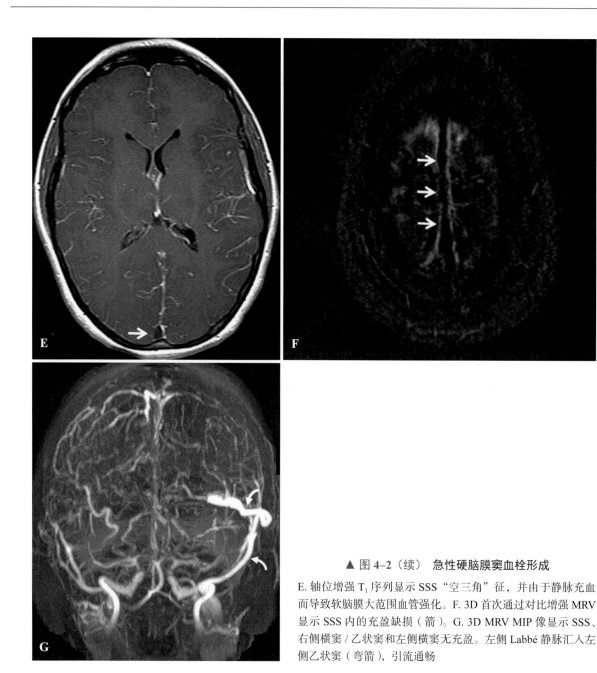

▲ 图 4-2（续）　急性硬脑膜窦血栓形成

E. 轴位增强 T_1 序列显示 SSS "空三角" 征，并由于静脉充血而导致软脑膜大范围血管强化。F. 3D 首次通过对比增强 MRV 显示 SSS 内的充盈缺损（箭）。G. 3D MRV MIP 像显示 SSS、右侧横窦 / 乙状窦和左侧横窦无充盈。左侧 Labbé 静脉汇入左侧乙状窦（弯箭），引流通畅

在文献报道中，NCCT 检测 CVT 的灵敏度是不稳定的。根据最近的一项多中心回顾性研究，肉眼分辨的灵敏度仅为 41%～73%。尽管加入定量测量可以提高检测灵敏度，但为了保持较高特异性，仍有 1/4 的病例不能被识别[6]。

（二）CT 静脉成像

静脉血栓在增强 CT 或 CT 静脉成像上表现为充盈缺损（空三角征）（图 4-1）。相比 MRI/

MRV，CTV 在紧急情况时应用更加广泛，可以更快地采集图像同时具有更少的运动伪影。可用于检查对 MRI 有检查禁忌的具有磁性植入物患者。CTV 已被证实具有与 MRV 相似的准确性。

随着急诊 CT 血管成像在急性脑卒中患者评估中的广泛应用，放射科医师密切关注静脉结构是非常重要的，因为 CVT 是可能导致患者神经功能障碍的一种潜在病因。值得注意的是，静脉结构在注入对比剂后 20～25s 的 CTA 动脉期经

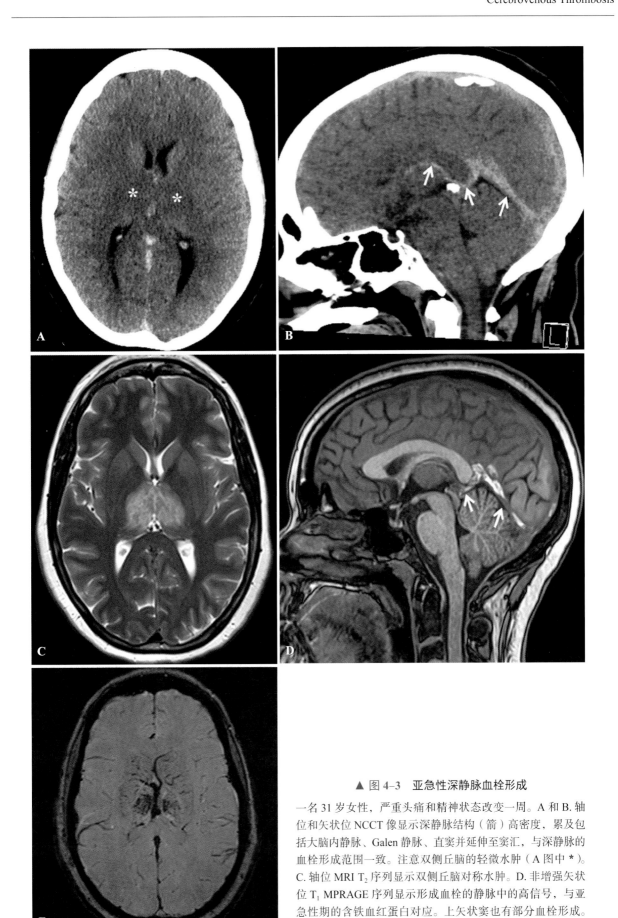

▲ 图 4-3　亚急性深静脉血栓形成

一名 31 岁女性，严重头痛和精神状态改变一周。A 和 B. 轴位和矢状位 NCCT 像显示深静脉结构（箭）高密度，累及包括大脑内静脉、Galen 静脉、直窦并延伸至窦汇，与深静脉的血栓形成范围一致。注意双侧丘脑的轻微水肿（A 图中 * ）。C. 轴位 MRI T$_2$ 序列显示双侧丘脑对称水肿。D. 非增强矢状位 T$_1$ MPRAGE 序列显示形成血栓的静脉中的高信号，与亚急性期的含铁血红蛋白对应。上矢状窦也有部分血栓形成。E. 轴位 SWI 像显示深静脉血栓。双侧丘脑可见少量点状出血

常不能充分显影,这可能导致漏诊。不理想的静脉显影也可能导致假阳性结果,因为横窦和乙状窦(尤其是左侧)可能由于胸段无名静脉的压迫而延迟充盈。通常需要在40~45s时进行图像采集,以优化静脉显影以及使CTA的动脉期表现更清晰。一些机构常规将延迟后的增强CT或CT静脉造影纳入脑卒中CTA筛查中,以排除CVT,尽管这种方法会增加放射量。

CTV的一个潜在缺点是最大密度投影(maximum intensity projection,MIP)图像的生成可能会有问题,因为在骨减影中可能会无意地减除了静脉窦;然而,这可以通过特定的骨减影软件或使用双能量CT来改善。

(三)MRI

MRI/MRV是评估CVT的首选方法。与CTV相比,MRI无电离辐射风险,使用钆对比剂的不良反应发生率更低。可以获得多个阶段的对比图像,便于区分静脉窦血栓形成和充盈延迟。非增强MRI和时间飞跃法MRV(time-of-flight MRV,TOF-MRV)可用于钆过敏、严重肾功能不全和妊娠超过3个月的患者。MRI在检测脑实质改变方面比CT更敏感。此外,MRI上血红蛋白信号的逐步变化可用于估计血栓的形成时间。

不使用专用MRV序列的常规MRI识别静脉血栓的总体敏感性在80%以上。在增强T_1序列上的表现包括硬脑膜窦的信号异常或缺乏正常的血液流空及窦内充盈缺损。

硬脑膜窦血栓形成的T_1和T_2/FLAIR信号表现随着血栓形成的时间长短而发生明显变化[7]。

在急性期(0~5天),由于脱氧血红蛋白的作用,血栓在T_1上通常是等信号的,在T_2上是低信号的,可以引起正常血流或湍流假象,从而导致漏诊(图4-2)。这一阶段的诊断通常需要MR或CT静脉造影。

在亚急性期(6~15天),由于含铁血红蛋白的作用,血栓在T_1和T_2加权像上均是高信号的(图4-3)。这一阶段在常规MRI上静脉血栓最明显。

在慢性阶段(数周),血栓通常在T_1变为等信号,T_2变为高信号,类似于慢血流。在增强T_1序列上,慢性血栓可由于部分血流再通和毛细血管增生而强化。因此值得注意的是,增强T_1上静脉窦的强化并不一定能确认其通畅性,而CT/MR静脉成像是确诊的必要条件(图4-4)。

T_2梯度回声(gradient-echo,GRE)和磁感加权(susceptibility-weighted,SWI)序列可以通过血栓中包含的血液成分来识别硬脑膜窦血栓。这在血栓可能被其他序列遗漏的急性期特别有用,尽管它可能被邻近颅骨的伪影所掩盖。孤立的皮质静脉血栓形成约占CVT的6%,在SWI或GRE序列上也能很好地识别(图4-5)。

尽管在形成血栓的静脉窦中常可观察到弥散受限,并且几乎总是伴有T_1和(或)FLAIR序列的信号改变,但这可能不能提供额外的诊断价值。

(四)MR静脉成像

MRV可使用多种技术进行,包括时间飞跃法(TOF)、相位对比、T_1容积对比MPRAGE、卵圆中心对比增强和时间分辨对比增强MRV。

2D时间飞跃法(2D TOF)MRV是最常用的技术,它易于执行,不需要使用钆(Gd)。因为相对较少出现饱和效应,以及对缓慢血流的检测具有更好的灵敏度,使得它优于3D TOF。但这种技术有几个限制,例如,与图像采集平面平行的部分硬脑膜窦容易发生信号缺失(平面伪影);因此,需要使用多个平面(轴向、冠状和斜向)来减轻该伪影。此外,由于细胞外含铁血红蛋白固有的T_1高信号,亚急性血栓可能在TOF MRV模拟出血流存在的假象,导致假阴性结果。

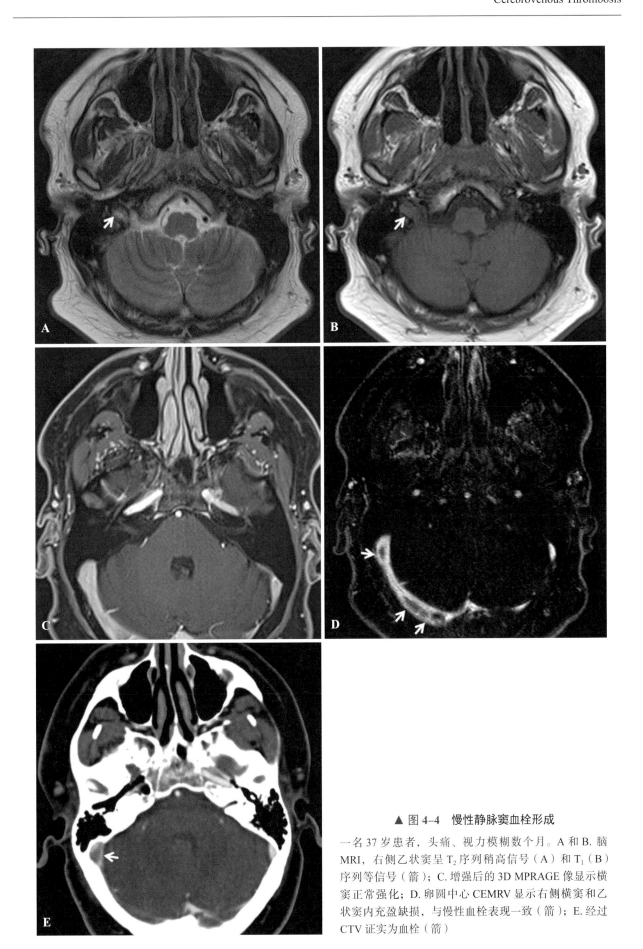

▲ 图 4-4 慢性静脉窦血栓形成

一名 37 岁患者，头痛、视力模糊数个月。A 和 B. 脑 MRI，右侧乙状窦呈 T$_2$ 序列稍高信号（A）和 T$_1$（B）序列等信号（箭）；C. 增强后的 3D MPRAGE 像显示横窦正常强化；D. 卵圆中心 CEMRV 显示右侧横窦和乙状窦内充盈缺损，与慢性血栓表现一致（箭）；E. 经过 CTV 证实为血栓（箭）

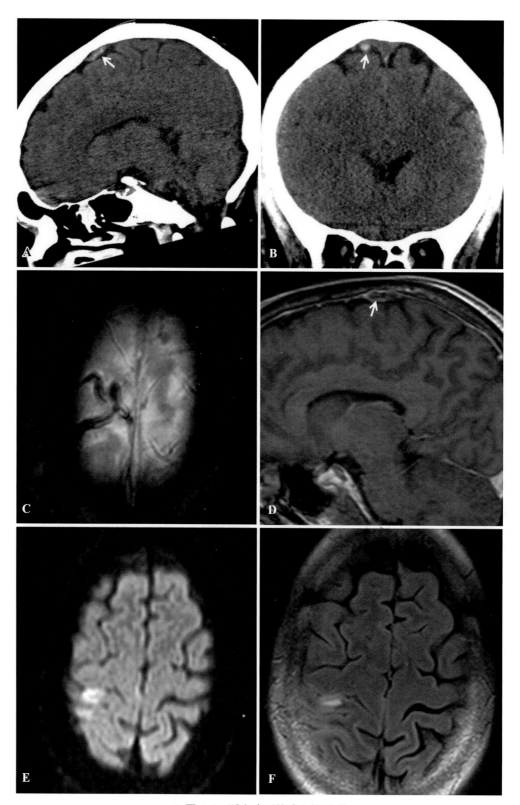

▲ 图 4-5　孤立皮质静脉血栓形成

一名 54 岁患者，淋巴瘤病史合并癫痫。A 和 B. 矢状位和冠状位 NCCT 像，显示右侧额叶蛛网膜下腔的条索状高密度结构（箭），这最初被误判为蛛网膜下腔出血；C. 轴位 MRI 梯度回波序列，显示右侧额叶皮质静脉血栓形成的伪影；D. 增强后的矢状位 MPRAGE 像，显示静脉充盈缺损（箭）；E 和 F. 邻近的脑实质表现为弥散受限和 FLAIR 高信号，与细胞毒性水肿表现一致

CEMRV 比 TOF 更准确，更不容易产生伪影。高分辨率的增强 3D T_1 容积序列，现在已经是常规 MRI 脑扫描的一部分，在许多临床报道中，对诊断 CVT 有着 83% 的敏感性和几乎 100% 的特异性[8]。

截至目前，评估颅内静脉结构的最佳技术是基于团注对比剂首过效应的动态对比增强 MRV。它避免了 TOF 的固有缺陷和普通增强 MRV 序列图像采集时间长的弊端，与 T_2 加权、GRE 和 TOF MRV 序列相比，其对静脉窦血栓的诊断准确率最高。

另外重要的一点是，要熟悉不同的静脉解剖结构，以免将其误判为静脉闭塞。这些结构包括发育不全或闭锁、静脉窦高分叉、窦内分隔、蛛网膜颗粒等。

四、治疗

CVT 的标准治疗方法是抗凝。与动脉缺血性梗死相比，许多继发于静脉闭塞的脑实质损伤如果早期治疗是可逆的。存在于实质内的出血或孤立的蛛网膜下腔出血不是抗凝的禁忌。对于不能充分抗凝并出现进行性神经系统功能障碍的患者，可以选择血管内治疗，包括血管内溶栓或机械取栓[9]。

参考文献

[1] Stam J. Current concepts: thrombosis of the cerebral veins and sinuses. N Engl J Med. 2005;352:1791–8.

[2] Leach JL, Fortuna RB, Jones BV, Gaskill–Shipley MF. Imaging of cerebral venous thrombosis: current techniques, spectrum of findings, and diagnostic pitfalls. Radiographics. 2006;26:S19. https:// doi.org/10.1148/rg.26si055174.

[3] Black DF, Rad AE, Gray LA, Campeau NG, Kallmes DF. Cerebral venous sinus density on noncontrast CT correlates with hematocrit. Am J Neuroradiol. 2011;32:1354–7.

[4] Besachio DA, Quigley EP, Shah LM, Salzman KL. Noncontrast computed tomographic Hounsfield unit evaluation of cerebral venous thrombosis: a quantitative evaluation. Neuroradiology. 2013;55:941–5.

[5] Buyck PJ, De Keyzer F, Vanneste D, Wilms G, Thijs V, Demaerel P. CT density measurement and H:H ratio are useful in diagnosing acute cerebral venous sinus thrombosis. Am J Neuroradiol. 2013;34:1568–72.

[6] Buyck PJ, Zuurbier SM, Garcia–Esperon C, et al. Diagnostic accuracy of noncontrast CT imaging markers in cerebral venous thrombosis. Neurology. 2019;92:E841–51.

[7] Patel D, Machnowska M, Symons S, Yeung R, Fox AJ, Aviv RI, Maralani PJ. Diagnostic performance of routine brain MRI sequences for dural venous sinus thrombosis. Am J Neuroradiol. American Society of Neuroradiology. 2016;37:2026–32.

[8] Liang L, Korogi Y, Sugahara T, et al. Evaluation of the intracranial dural sinuses with a 3D contrast–enhanced MP–RAGE sequence: prospective comparison with 2D–TOF MR venography and digital subtraction angiography. Am J Neuroradiol. 2001;22:481–92.

[9] Lee SK, Mokin M, Hetts SW, Fifi JT, Bousser MG, Fraser JF. Current endovascular strategies for cerebral venous thrombosis: report of the SNIS standards and guidelines committee. J Neurointerv Surg. 2018;10:803–10.

第 5 章 脑血管病：CNS 血管炎、RCVS、PRES

Cerebral Vasculopathy: CNS Vasculitis, RCVS, and PRES

Yang Tang　Xinli Du　**著**　　刘晓松　唐　凯　**译**

一、概述

脑血管病是一种表现多样的疾病，与颅内动脉形态不规则、管腔狭窄、管壁增厚相关。总的来说，脑血管疾病是导致儿童和青年人卒中最常见的原因[1, 2]。这些疾病在脑实质及血管成像上有相似的表现，但其病因及治疗方案却不相同，因此对诊断和治疗提出巨大的挑战。脑血管病的鉴别诊断包括下列疾病。

- 原发性中枢神经系统血管炎（primary ang-iitis of CNS，PACNS）。
- 继发于颅内感染的中枢神经系统血管炎、系统性血管炎或结缔组织病。
- 颅内动脉粥样硬化性疾病（intracranial atherosclerotic disease，ICAD）。
- 可逆性脑血管收缩综合征（reversible vaso-constriction syndrome，RCVS）。
- 可逆性后部脑病综合征（posterior reversible encephalopathy syndrome，PRES）。
- 烟雾病 / 烟雾综合征。
- 放射或药物相关性血管病。
- 儿童局灶性脑动脉病。
- 老年脑淀粉样血管病。

- 遗传性疾病，如伴皮质下梗死和白质脑病的常染色体显性遗传性脑动脉病（cerebral autosomal dominant arteriopathy with subcortical infarcts and leukoencephalopathy，CADASIL）。

本章将重点介绍 CNS 血管炎、RCVS 和 PRES。其他脑血管病将在第 6 章讨论。

二、CNS 血管炎

CNS 血管炎是指导致脑、脊髓和脑膜血管炎症和破坏的一组疾病，可分为原发性和继发性两类。

（一）继发性 CNS 血管炎

继发性 CNS 血管炎比原发性更为常见，可继发于 CNS 感染、系统性血管炎或结缔组织病。

许多感染过程可引起颅内血管炎性疾病，包括化脓性脑膜炎、结核性脑膜炎和螺旋体感染（神经梅毒、神经疏螺旋体病）、病毒感染（水痘 – 带状疱疹病毒、HIV、丙型肝炎病毒等）、真菌感染（曲霉菌病、毛霉菌病）和寄生虫感染（囊虫病）（图 5–1）。

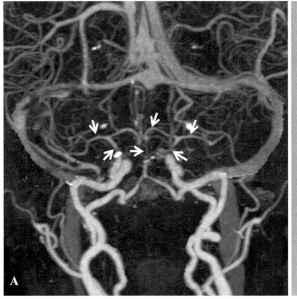
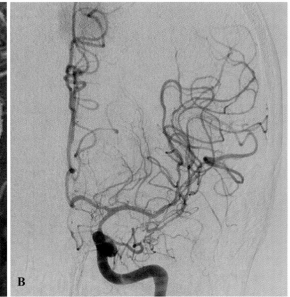
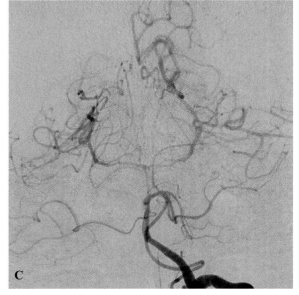

▲ 图 5–1 继发于脑膜炎的血管炎或血管痉挛

一例肺炎球菌性脑膜炎患者突发左侧肢体无力。MRI 示急性左侧顶叶梗死（未展示）。A. CTA 3D 重建显示，与颅外段动脉正常管径相比，基底动脉及双侧床突上段 ICA、MCA、ACA（箭）弥漫性狭窄。PCA 未显影。B. 左侧 ICA 造影显示，左侧床突上段 ICA、MCA 和 ACA 弥漫性狭窄 / 血管痉挛。C. 左侧椎动脉造影显示，基底动脉和双侧 PCA 弥漫性狭窄 / 血管痉挛

系统性结缔组织病如系统性红斑狼疮、干燥综合征、类风湿关节炎、硬皮病等也可有相应的颅内表现。

系统性血管炎引起的颅内病变是通过受损血管的直径分类（基于 Chapel Hill 分型和美国风湿病学分型）[3, 4]。大血管炎包括多发性大动脉炎和巨细胞动脉炎。中型血管炎包括结节性多动脉炎和川崎病。小血管炎包括 IgA 血管炎、显微镜下多血管炎、肉芽肿病伴多血管炎（Wegener 肉芽肿病）和嗜酸性肉芽肿病伴多血管炎（Churg-Strauss）。Behcet 病和 Cogan 综合征可累及不同尺寸的血管。

继发性血管炎通常表现为多器官受累。常见的临床表现有发热、全身不适、体重减轻、关节痛等全身症状，多伴有红细胞沉降率（erythrocyte sedimentation rate，ESR）、C 反应蛋白（C-reactive protein，CRP）等炎症标志物升高及抗核抗体（antinuclear antibod，ANA）、抗中性粒细胞胞浆抗体（antineutrophil cytoplasmic antibody，ANCA）等血清学检查阳性。通常此类患者在发生颅内病变前就能够进行诊断。

（二）CNS 血管炎影像

需要注意的是，根据上述针对系统性血管炎的分型，所有颅内动脉均被分为中或小血管，但这与放射学分型中的惯例不同。例如，ICA 床突上段、椎动脉颅内段、基底动脉以及 M_1、A_1 和 P_1 段通常被放射科医师视为颅内大血管，而这些则在风湿病分型中归类为中等尺寸血管。MCA 分叉以远血管以及前、后交通动脉则被放射学和风湿病学分型均视为中等尺寸的血管。

颅内大动脉和近端中等尺寸血管（M_2、A_2、P_2 段）通常可以使用 64 排或更高的多排 CT 进行高质量 CT 血管造影，或 3D 时间飞跃法 MRA 进行评价。1.5T 场强的 MRA 足以用于显示颅内大动脉，但对于中等尺寸动脉，其显影效果则受限于血流伪影和血管迂曲。具有极好的空间（可达 0.2mm）和时间（0.25s）分辨率的经导管血管造影仍然是评价血管炎的血管成像技术标准。血管造影检测 CNS 血管炎的总体灵敏度估计为 50%～90% [5]。脑实质中的最小动脉和小动脉以及毛细血管和近端小静脉被认为是低于血管造影分辨率的小血管，因此需要组织活检来诊断血管炎性受累。

（三）原发性 CNS 血管炎（PACNS）

PACNS 局限于中枢神经系统，不累及其他器官或系统。尽管人们对其认识不断提高，但其仍然是一种非常罕见的疾病，年发病率为 2.4/100 万 [6]。根据脑血管造影疑似患有 PACNS 的患者，实际上其大多数会有不同的诊断。平均发病年龄为 50 岁，男性发病率是女性的 2 倍。

PACNS 的临床表现没有特性。许多患者表现为亚急性进行性头痛、认知障碍和脑病。30%～50% 的患者有反复卒中和短暂性脑缺血发作 [6]。与继发性血管炎相比，该类型缺乏全身症状。

颅脑 MRI 是显示 PACNS 脑实质改变的首选影像学检查方法。几乎所有的患者均存在异常，但这些结果大多没有特异性。由于许多病例是小血管炎所致，所以即使经导管血管造影正常，MRI 也可能出现异常。在 PACNS 患者中，T_2/FLAIR 序列高信号常见于皮质下和深部白质、中央灰质和大脑皮质，这些病变相当难以描述，难以与常见的小血管缺血性疾病和慢性高血压、糖尿病等进行区分。有时白质受累融合，可类似脱髓鞘过程。缺血性梗死常见，常为多发、双侧，累及不同的血管区，年龄不一。少数患者可见占位性病变、脑实质 / 软膜强化和颅内出血。

不同部位的多支血管出现动脉交替狭窄与扩张（称为串珠样改变）是 CNS 血管炎的标志（图 5-2）。与 PACNS 相比，继发性血管炎中更常见的是血管的急性或慢性闭塞及微动脉瘤形成。与血管炎相比，动脉粥样硬化通常发生在高剪切应力和层流中断部位，尤其是在血管分支位置，如颈动脉分叉和海绵窦段，并且多伴有动脉钙化，但是血管造影在区分血管炎、动脉粥样硬化、RCVS 或其他脑血管疾病中的特异性并不高。

对所有怀疑 PACNS 的患者均应进行脑脊液分析，典型表现为轻度淋巴细胞增多，蛋白升高，血糖水平正常。应进行培养和血清学检查，以排除感染和系统性血管炎。

对可疑 PACNS 的病例应进行脑实质和软膜活检，以明确诊断并排除其他诊断。因血管炎性病变具有波动性及节段性，样本的不同可能发生活检假阴性结果。如果是在 MRI 上的受累区域取样本，尤其是软脑膜异常强化的区域，则会提高诊断率。Birnbaum 等提出了包含如下内容的基于诊断确定性水平修订的 PACNS 诊断标准 [7]。

1. 诊断明确：经组织学诊断证实。

2. 可能的诊断：如果血管造影高度可疑，且 MRI 和 CSF 检查有异常结果，并与 PACNS 一致，但无组织学诊断证实。

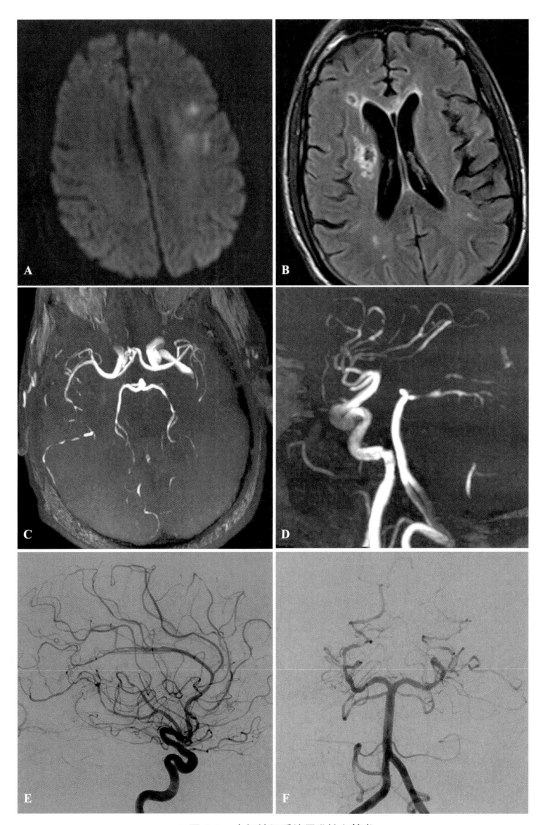

▲ 图 5-2　中枢神经系统原发性血管炎

一例 35 岁进行性无力和精神状态下降的患者。A. DWI 显示左侧放射冠急性、亚急性梗死。B. 轴位 FLAIR 序列显示右侧基底节另外几处明显的慢性腔隙性梗死。C 和 D. 3D TOF MRA 轴位和矢状位重建，显示双侧 MCA 和 PCA 远端多节段狭窄，呈串珠状，符合中等尺寸血管病变。E 和 F. 左侧 ICA（E）和椎动脉（F）的导管血管造影证实了 MRA 的结果。该病例经脑组织活检证实为血管炎

PACNS 的治疗包括长期类固醇和细胞毒性免疫抑制剂, 如环磷酰胺。

三、RCVS

(一) RCVS 定义

可逆性血管收缩综合征 (RCVS) 是一种特殊的临床和放射学疾病, 其特征为严重的雷击样头痛和脑动脉血管收缩, 并在 3 个月内自行消退[8]。从 20 世纪 70 年代开始, 在文献中 RCVS 以 Call-Fleming 综合征、CNS 良性血管病、产后血管病、偏头痛性血管痉挛、药物性血管病或性头痛等多种名称进行描述。该病曾被认为是一种罕见病, 但得益于对其更好认识和无创血管成像的常规使用, 这类疾病已经越来越多地被认识。

(二) 临床表现

RCVS 多见于 20—50 岁的中青年, 女性更常见[8]。最常见的临床特征是突然发生剧烈头痛 (雷击样头痛), 数秒至 1min 达到顶峰, 通常在 1~3h 内减轻。许多患者在 1~4 周内反复发生雷击样头痛。其他表现包括癫痫发作或局灶性神经功能障碍, 如视力障碍、感觉症状、偏瘫、共济失调、失语等。这些神经功能障碍大多是一过性的, 但小部分患者可能由于梗死和颅内出血而导致预后不良和永久性神经功能障碍。另有小部分患者不出现头痛, 仅可根据可逆性血管造影结果并排除 PACNS 进行诊断。

超过 50% 的患者中存在诱因[8], 其中包括各种血管活性或拟交感神经药物, 如选择性 5-羟色胺再摄取抑制剂、娱乐性物质 (大麻、可卡因)、酗酒、产后状态、创伤性宫颈血管损伤、体力消耗、性活动等。在大多数 RCVS 病例中, CSF 分析无明显异常, 或仅有细胞数和蛋白轻度升高。RCVS 患者红细胞沉降率、C 反应蛋白等血清炎症标志物通常在正常范围内。最近 Rocha 等制订了一种简单的定量评分系统 (RCVS2) 来区分 RCVS 与 PACNS 和其他急性期动脉疾病。评分为 –2~+10 分。研究显示, 评分 > 5 时诊断 RCVS 的灵敏度为 90%, 特异性为 99%; 评分 < 2 时排除 RCVS 的灵敏度为 85%, 特异性为 100%[9]。评分包括 R (复发性或单次雷击样头痛, +5 分)、C (颈内动脉颅内段受累, –2 分)、V (血管收缩触发, +3 分)、S (女性, +3 分) 和 S (凸面蛛网膜下腔出血, +1 分)。

(三) 常规影像学

CT 和 CTA 往往是急诊科诊断的首要方式, 以排除表现为雷击样头痛的动脉瘤性蛛网膜下腔出血 (aSAH) 患者。MRI/MRA 偶尔使用。

许多 RCVS 患者脑实质影像表现正常。RCVS 可表现少量蛛网膜下腔出血, 但其特征是沿大脑半球凸面的脑沟 / 皮质分布。这与脑底脑池内弥漫性 SAH 不同, 后者通常发生在动脉瘤破裂之后。皮质 / 脑沟 SAH 的其他原因包括创伤、PRES、脑静脉血栓形成和老年患者的脑淀粉样血管病。RCVS 偶尔可引起脑实质内出血、脑水肿、梗死或 PRES 样表现。由于严重的血管收缩和血流减少, 梗死通常为多灶性、双侧性和分水岭分布。

有报道称, 在 RCVS 的 FLAIR 序列上, 在血管收缩前已有血管高信号检出[10]。但该结果没有特异性, 可能反映了远端皮质或软膜动脉中的异常血流。也可见于动脉粥样硬化和烟雾病近端动脉狭窄的病例, 且需要与蛛网膜下腔出血或脑膜炎相鉴别。

血管成像 (CTA、MRA、DSA) 可显示不同血管供血区内大、中动脉的脑血管收缩, 正常管径血管上多节段性狭窄导致的串珠样变, 常与血管炎难以区分 (图 5–3)。CTA 和 MRA 诊断 RCVS 的敏感性为 80%[11]。值得注意的是,

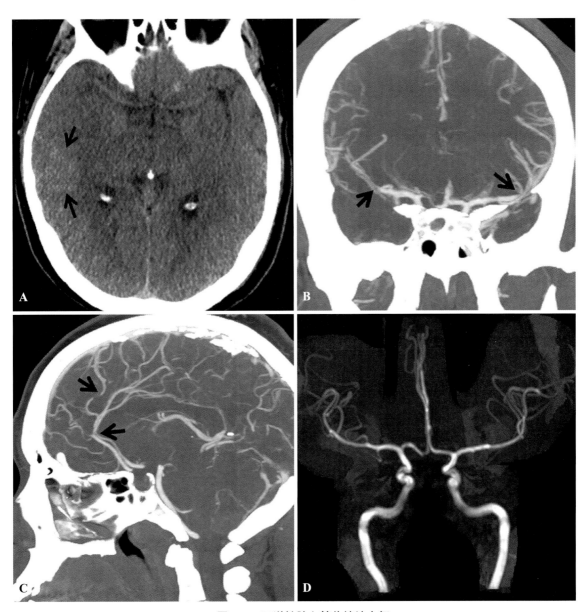

▲ 图 5–3 可逆性脑血管收缩综合征

一例 24 岁患者，突发雷击样头痛。A. NCCT 显示右侧颞叶脑沟少量蛛网膜下腔出血；B. 冠状位 CTA MIP 显示双侧 MCA M₂ 段狭窄（箭）；C. 矢状位 CTA MIP 显示双侧 ACA A₃ 段狭窄；D. 3 个月后 TOF MRA 显示原严重多灶性血管痉挛病变相继缓解

RCVS 的早期血管评价在症状发作后的前几天可能不明显。实际上，一些疑似 RCVS 的患者在神经影像学检查中可能从未发现血管收缩的证据。这可能反映了一个事实，即血管收缩可能在血管造影分辨率以下的外周小血管中开始，随后向心性迁移，逐渐累及中动脉和大动脉，并在神经血管影像中变得更明显[12]。

评价颅内远端中等尺寸血管时，血管造影具

有优越的空间和时间分辨率，仍然是参考标准，而且在临床诊断不明、无创性血管成像检查阴性的情况下尤其具有价值。此外，在血管造影期间，动脉内给予钙通道阻滞剂可能有助于证实血管收缩的可逆性，从而提供额外的诊断信息，同时也具有治疗作用[13, 14]。

除间接和直接血管造影外，经颅多普勒（TCD）可通过测量 RCVS 患者 Willis 环周围近端脑动脉血流速度的平均值和峰值，为监测药物治疗反应和血管收缩消退提供了一种无创的替代方法[10]。

（四）脑血管病的 MRI 血管壁成像

高分辨率 MRI 血管壁成像（vessel wall imaging，VWI）是评价颅内动脉壁病理的新兴技术。作为常规管腔成像模式的补充，VWI 已被用作区分各种脑血管疾病的临床工具，包括血管炎、RCVS 和颅内动脉粥样硬化（ICAD）。VWI 需要多平面 2D 或 3D 采集、较高的空间分辨率，以及抑制 CSF 和血管腔内血流信号[15]。

T_1 和 T_2 加权序列均已被用于描述血管壁病理。血管炎与增强后 T_1 序列上的环形管壁增厚和管壁强化相关。ICAD 病例的典型表现为偏心性管壁增厚和强化。RCVS 的特征为轻度弥漫性环形管壁增厚，管壁轻度或无明显强化[16]。值得注意的是，不同血管病的表现确实会发生重复。例如，血管炎可表现为偏心性强化，而 ICAD 在某些情况下可表现为环形强化[16]。在 T_2 加权序列上，动脉粥样硬化斑块的特征是出现靠近血管腔的 T_2 高信号，代表纤维帽；而较深的 T_2 低信号则代表富含脂质的坏死核心，血管炎和 RCVS 病变没有血管壁 T_2 信号的异常[17]。最近，对比增强高分辨率 3D VWI 已被用于颅内血管病变的直接活检，与标准方法相比具有更高的准确性[18]。

（五）治疗

由于大多数 RCVS 病例为自限性，治疗主要包括去除诱发因素和缓解头痛的对症治疗。可采用钙通道阻滞剂经验性治疗。类固醇具有潜在危害，应避免用于 RCVS[19]。

四、PRES

可逆性后部脑病综合征（PRES）是一种神经系统综合征，影像学表现为以后脑为主、相对对称且可逆的皮质 / 皮质下血管源性水肿。患者通常表现为头痛、精神状态改变、癫痫发作和视觉症状。它与许多临床疾病相关，包括高血压、子痫前期 / 子痫、败血症、化疗、自身免疫性疾病 / 免疫抑制、器官移植等[20]。

尽管发病机制尚不明确，但 PRES 很可能与脑自动调节功能破坏所致的血脑屏障破坏和液体渗漏有关。PRES 水肿分布沿循环脑血管交界区，最常累及顶枕区，其次是额叶和颞叶及小脑[21]。PRES 偶尔可累及基底节、丘脑和脑干，却未累及皮质 / 皮质下，即所谓的中央型变异[21]。单侧大脑半球和脊髓受累也很少发生。尽管大多数患者表现为可逆性血管源性水肿，但经常遇到非典型的影像学表现，包括弥散受限提示缺血性损伤、脑实质 / 蛛网膜下腔出血和增强后脑实质 / 软脑膜强化。

RCVS 和 PRES 具有许多共同的临床放射学特征和病理生理学要素。RCVS 可表现为 PRES 样水肿。许多 PRES 患者血管造影表现为血管收缩散布于正常血管或扩张血管，甚至出现类似 RCVS 或血管炎的串珠样改变（图 5-4）[20]。

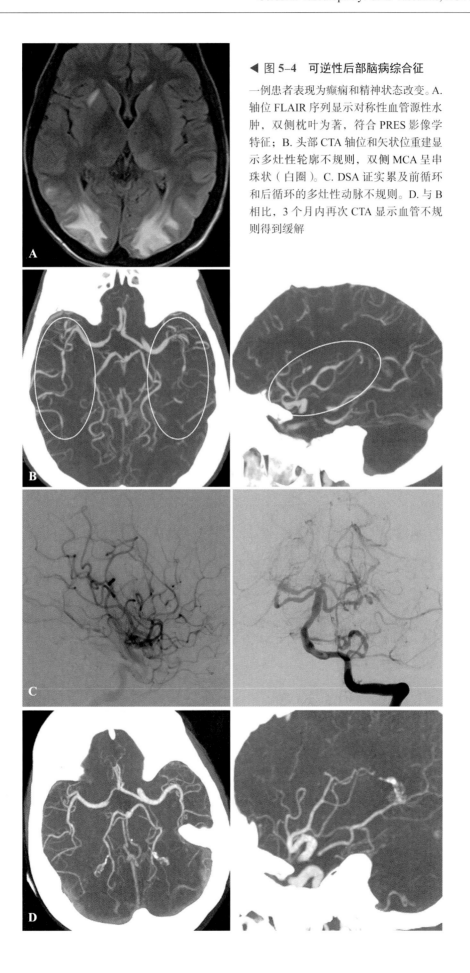

◀ 图 5-4　可逆性后部脑病综合征

一例患者表现为癫痫和精神状态改变。A. 轴位 FLAIR 序列显示对称性血管源性水肿，双侧枕叶为著，符合 PRES 影像学特征；B. 头部 CTA 轴位和矢状位重建显示多灶性轮廓不规则，双侧 MCA 呈串珠状（白圈）。C. DSA 证实累及前循环和后循环的多灶性动脉不规则。D. 与 B 相比，3 个月内再次 CTA 显示血管不规则得到缓解

参 考 文 献

[1] Kittner SJ, Stern BJ, Wozniak M, et al. Cerebral infarction in young adults: the Baltimore-Washington Cooperative Young Stroke Study. Neurology. 1998;50:890-4.

[2] Mackay MT, Wiznitzer M, Benedict SL, Lee KJ, Deveber GA, Ganesan V, International Pediatric Stroke Study Group. Arterial ischemic stroke risk factors: the international pediatric stroke study. Ann Neurol. 2011;69:130-40.

[3] Hunder GG, Arend WP, Bloch DA, et al. The American College of Rheumatology 1990 criteria for the classification of vasculitis: introduction. Arthritis Rheum. 1990;33:1065-7.

[4] Porter RT. Nomenclature of systemic vasculitides: proposal of an international consensus conference. Radiology. 1995;194: 750-750.

[5] Birnbaum J, Hellmann DB. Primary angiitis of the central nervous system. Arch Neurol. 2009;66:704-9.

[6] Salvarani C, Brown RD, Calamia KT, Christianson TJH, Weigand SD, Miller DV, Giannini C, Meschia JF, Huston J, Hunder GG. Primary central nervous system vasculitis: analysis of 101 patients. Ann Neurol. 2007;62:442-51.

[7] Hajj-Ali RA, Calabrese LH. Diagnosis and classification of central nervous system vasculitis. J Autoimmun. 2014;48-49:149-52.

[8] Calabrese LH, Dodick DW, Schwedt TJ, Singhal AB. Narrative review: reversible cerebral vasoconstriction syndromes. Ann Intern Med. 2007;146:34-44.

[9] Rocha EA, Topcuoglu MA, Silva GS, Singhal AB. RCVS2 score and diagnostic approach for reversible cerebral vasoconstriction syndrome. Neurology. 2019;92:E639-47.

[10] Chen S-P, Wang S-J. Hyperintense vessels: an early MRI marker of reversible cerebral vasoconstriction syndrome? Cephalalgia. 2014;34:1038-9.

[11] Ducros A, Bousser MG. Reversible cerebral vasoconstriction syndrome. Pract Neurol. 2009;9:256-67.

[12] Shimoda M, Oda S, Hirayama A, Imai M, Komatsu F, Hoshikawa K, Shigematsu H, Nishiyama J, Osada T. Centripetal propagation of vasoconstriction at the time of headache resolution in patients with reversible cerebral vasoconstriction syndrome. Am J Neuroradiol. 2016;37: 1594-8.

[13] Farid H, Tatum JK, Wong C, Halbach VV, Hetts SW. Reversible cerebral vasoconstriction syndrome: treatment with combined intra-arterial verapamil infusion and intracranial angioplasty. AJNR Am J Neuroradiol. 2011;32:E184-7.

[14] Ioannidis I, Nasis N, Agianniotaki A, Katsouda E, Andreou A. Reversible cerebral vasoconstriction syndrome: treatment with multiple sessions of intra-arterial nimodipine and angioplasty. Interv Neuroradiol. 2012;18:297-302.

[15] Mandell DM, Mossa-Basha M, Qiao Y, et al. Intracranial vessel wall MRI: principles and expert consensus recommendations of the American society of neuroradiology. Am J Neuroradiol. 2017;38:218-29.

[16] Obusez EC, Hui F, Hajj-ali RA, Cerejo R, Calabrese LH, Hammad T, Jones SE. High-resolution MRI vessel wall imaging: spatial and temporal patterns of reversible cerebral vasoconstriction syndrome and central nervous system vasculitis. Am J Neuroradiol. 2014;35:1527-32.

[17] Mahmud Mossa-Basha, William D. Hwang, Adam De Havenon M, Daniel Hippe, Niranjan Balu, Kyra J. Becker, David T. Tirschwell, Thomas Hatsukami, Yoshimi Anzai, Chun Yuan P. Multicontrast high-resolution vessel wall magnetic resonance imaging and its value in differentiating intracranial vasculopathic processes. No Title. https://doi.org/10.1161/STROKEAHA.115.009037;WGRO UP:STRING:AHA.

[18] Zeiler SR, Qiao Y, Pardo CA, Lim M, Wasserman BA. Vessel wall MRI for targeting biopsies of intracranial vasculitis. Am J Neuroradiol. 2018;39:2034-6.

[19] Cappelen-Smith C, Fracp M, Calic Z, Cordato D. Reversible cerebral vasoconstriction syndrome: recognition and treatment. Curr Treat Options Neurol. 1940;19:21.

[20] Bartynski WS. Posterior reversible encephalopathy syndrome, part 1: fundamental imaging and clinical features. Am J Neuroradiol. 2008;29:1036-42.

[21] Bartynski WS, Boardman JF. Distinct imaging patterns and lesion distribution in posterior reversible encephalopathy syndrome. Am J Neuroradiol. 2007;28:1320-7.

第6章 其他类型脑血管病
Miscellaneous Cerebral Vasculopathy

Yang Tang 著　　崔俊岭　王晓亮 译

一、烟雾病

烟雾病（Moyamoya vasculopathy）的特征性血管造影图像为颈内动脉末端或 Willis 环近端进行性狭窄或闭塞，同时伴有豆纹动脉、软脑膜和硬膜血管代偿性增生。在少数病例中烟雾病也可以累及后循环，包括基底动脉远端和大脑后动脉近端。Moyamoya 在日语中指"一缕烟"，它被用于描述这类患者导管血管造影中的侧支血管形态。

烟雾病在 1957 年被首次命名。尽管它在东亚人群中发病率较高并且似乎有一定的遗传倾向，但在全世界各种族人群中均有发病。其发病年龄为双峰分布，分别约为儿童期 5 岁和成年期 45 岁，男女比例接近 1∶2 [1]。受累血管病理分析显示平滑肌细胞增生和腔内血栓形成共同导致的非炎性和非动脉粥样硬化性动脉病变 [2]。

烟雾综合征是指合并其他医学状况并有类似的血管造影结果，包括镰状细胞病、Ⅰ型神经纤维瘤病、唐氏综合征、颅内放疗、颅内感染、动脉粥样硬化等。

大部分烟雾病患者呈现出继发于血管狭窄 / 闭塞的缺血性症状（卒中或 TIA），通常定位于大脑中动脉供血区或大脑中 / 大脑前动脉间的交界区。出血性症状成年人较儿童更为常见，并且由于脆弱的侧支血管破裂，可表现为脑室内出血、脑实质内出血或蛛网膜下腔出血。其他少见表现包括癫痫、头痛、舞蹈征、认知和精神状态的改变等。

尽管该病在早期表现正常或仅有轻微的症状，CT 却可能提示梗死或出血。MRI 是首选的检查方式，它能显示 ICA 末端、MCA 和 ACA 近端血流的减少，以及在基底池和深部灰质核团的豆纹侧支血管明显的流空影。相比 CT 而言，MRI 在判断年龄和脑梗死的血管分布方面更加准确。FLAIR 像能显示脑沟内的高信号，这些高信号是由于过度灌注的柔脑膜（译者注：蛛网膜、软脑膜及两者中间的蛛网膜下腔的统称）血管血流缓慢流动造成的（"常春藤"征）。CTA/MRA/DSA 显示颈内动脉末端狭窄 / 闭塞和 Willis 环近端侧支形成（图 6-1）。根据血管造影结果，烟雾病可分为 6 个进展性的阶段 [3]。

目前尚无有效手段逆转该疾病初期的进展，治疗包括抗血小板 / 抗凝治疗和血管扩张药能减缓疾病的进程。反复发作或进行性加重的脑缺血患者和脑灌注减少的患者能通过直接的或间接的外科手术进行治疗。直接途径是通过颈外动脉［通常是颞浅动脉（superficial temporal artery, STA）］与大脑中动脉皮质分支的吻合（直接 EC-IC 搭桥）。间接途径包括 STA 的贴附或以 STA 供血的血管化组织直接贴附大脑，促使新生

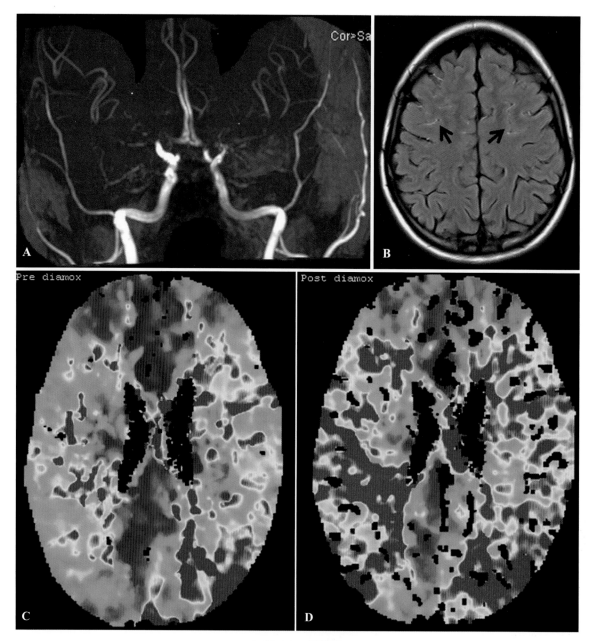

▲ 图 6-1 烟雾病

一例 15 岁伴有短暂性右侧肢体无力的患者。A. 3D TOF MRA 显示双侧颈内动脉末端及双侧 M_1 和 A_1 闭塞，符合烟雾病。B. MRI FLAIR 像显示脑沟间的高信号（箭）代表柔脑膜的侧支血管（"常春藤"征）。C. 在行乙酰唑胺激发试验之前 CTP，显示两侧大脑半球流空时间延长提示组织存在缺血风险；D. 在静脉注射乙酰唑胺后，显示延迟更加明显的流空，表明脑血流储备下降

血管在大脑皮质生长蔓延。这里有多种不同的间接吻合术，如脑 - 硬脑膜 - 动脉血管融合术（encephaloduroarteriosynangiosis，EDAS）、脑 - 肌肉 - 动脉血管融合术（encephalomyoarteriosynangiosis，EMAS）和软膜的血管连通术。

脑血流灌注的研究（SPECT、CT 或 MRI 灌注）

加上乙酰唑胺激发试验，或许有助于鉴别脑血流储备不足的患者和监测术后改善情况 [4]。

二、放射相关性脑血管病

颅脑放疗的并发症包括放射性坏疽、脑白质

病、脑血管病、脑血管畸形（如海绵状血管瘤、毛细血管扩张症和动脉瘤），也包括放射性肿瘤。脑血管病变往往是颅脑放疗晚期并发症。患者可能表现为在放疗后数月或数年脑缺血或出血。当接受放射治疗时，准确的发病率无法得知，而且发展为脑血管病的风险与放射治疗的量和位置及患者年龄有关。

放射相关性血管损伤是一个复杂的病理过程[5]。它始于内皮损伤和血脑屏障的破坏，继发血栓形成和出血。长期变化包括内皮增生、基膜增厚、外膜纤维化和血管重建[5]。除血管炎外，非炎性矿化性微血管病也发生在一些儿科患者中，头颅 CT 显示营养不良性钙化。

据报道，放射相关性血管病的三种血管造影模式包括累及 ICA 颅内段及其近端分支的大血管狭窄闭塞性疾病（图 6-2），烟雾状侧支血管伴行的近端闭塞性血管病和弥漫性多发中小动脉狭窄的类血管炎（图 6-3）[6]。

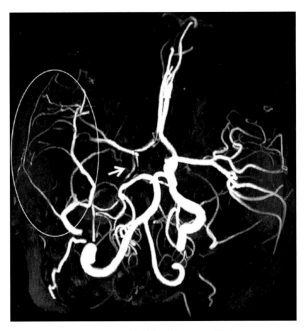

▲ 图 6-2　放射相关性 ICA 闭塞

一例 9 岁颅咽管瘤患者，放疗后出现左侧肢体无力。3D TOF MRI 显示右侧 ICA 近颅底处闭塞（箭）。右侧大脑中动脉区域没有明显的脑膜血管代偿（白圈）

三、药物相关性脑血管病

非法药物的滥用（可卡因、海洛因等）所导致的神经系统并发症是十分常见的，主要包括出血、缺血和脑白质病。

药物相关性脑出血可以位于脑实质内或蛛网膜下腔。与传统观念相悖的是，40%～50% 可卡因相关性脑出血的患者有潜在的血管病，如动脉瘤或动静脉畸形破裂[7]，并可能通过药物的拟交感作用诱发。血管造影对于鉴别此类血管畸形至关重要。

药物相关性脑梗死与多种机制有关，包括可逆性的血管收缩 / 痉挛、免疫相关性的炎性血管病、可卡因的直接促凝作用、加速动脉硬化，以及不洁净的添加剂引发的栓塞事件，或者感染性心内膜炎脱落的脓毒性栓子[8]。缺血性梗死可以发生在大脑的任何部位，但最常见的是大脑中动脉分布区域。据报道，可卡因和苯丙胺合用时，常发生中脑栓塞事件[8]。血管造影可显示颅内血管多发狭窄和闭塞（图 6-4）。

在可卡因使用者的 MRI 中可以看到混杂的、对称的、皮质下脑室周围白质 T_2 序列高信号，而这提示慢性缺血性脑白质病。海洛因相关性脑白质病仅在服用毒品之后发作。一般的脑水肿能够在急性期发现，但慢性或亚急性海洛因脑病能导致典型的对称性的海绵状的脑白质退化，主要影响小脑半球、内囊后肢和脑白质后部。

四、儿童卒中和动脉病

尽管儿童卒中和动脉病相对罕见，但却是儿童发病和死亡的重要原因。据估计，该病的发病率为每 10 万人中 2～13 例，比该年龄组的脑肿瘤发病率略高[9]。儿童急性缺血性卒中（AIS）的危险因素与成人不同，动脉粥样硬化在儿童中很少见。儿童期动脉病逐渐被认为是儿童 AIS 的一个

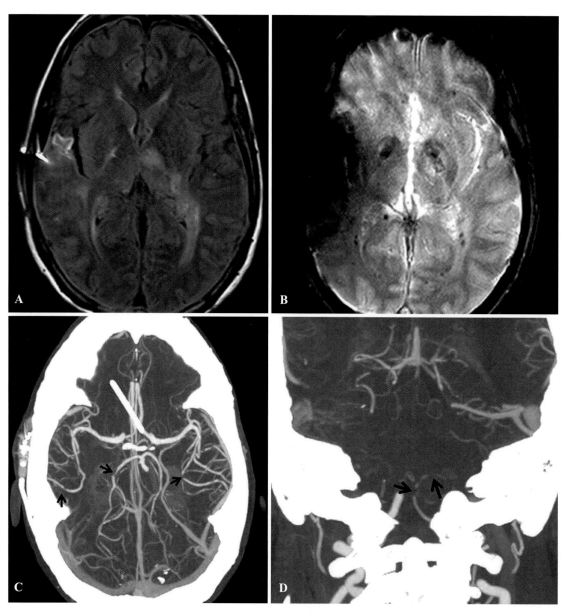

▲ 图 6-3　放射性脑血管病

一例 31 岁在儿童时期曾患有髓母细胞瘤的患者，在手术及放疗后表现为反复卒中。A. 轴位 FLAIR 像显示左侧丘脑梗死及脑室周白质缺血性改变；B. 轴位 GRE 像显示远期放疗后的含铁血黄素沉积的多发点状物，可能提示有微出血灶或海绵状血管瘤；C. 轴位 CTA MIP 像显示双侧 MCA 和 PCA 分支多性狭窄（箭）；D. 冠状位 CTA MIP 像显示左侧 PICA 多发性狭窄

重要原因，也是卒中复发和短期预后差的一个强有力的预测因素。它的定义为血管成像中原位动脉异常，而非心源性栓塞或先天性变异所致[10]。

　　鉴别动脉病和栓塞性脑卒中具有挑战性。潜在的先天性或获得性心脏病和累及多个动脉供血区的梗死病史是心源性栓塞或动脉 – 动脉栓塞的强力预测因素。在血管成像中，心源性卒中最常见的改变是动脉闭塞，也见于部分动脉病患者。动脉不规则和狭窄多见于动脉病，但也可见于血栓部分再通的栓塞性卒中[10]。

　　局灶性脑动脉病的定义多年来不断演变，许多术语在过去被交替使用，包括一过性脑动脉病、水痘后动脉病、儿童非进行性中枢神经系统血管炎等。目前最新定义为，包括 ICA 颅内段、MCA

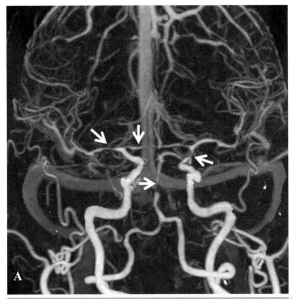

◀ 图 6-4 可卡因相关性脑血管病

一例有可卡因滥用史的患者，表现为蛛网膜下腔出血。A. 3D CTA MIP 像显示累及前、后循环血管的多发狭窄（箭）。基底动脉中段显示重度狭窄。B 和 C. 颈内动脉和椎动脉血管造影证实颅内多发动脉狭窄。未发现动脉瘤或血管畸形

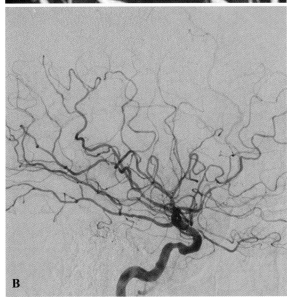

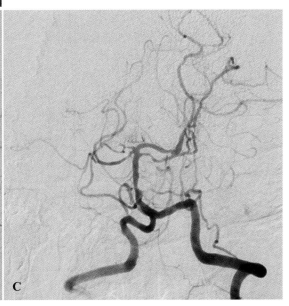

和 ACA 近端在内的颅内前循环动脉出现单侧狭窄 / 不规则，并可进一步分为炎症型（FCA-i）和夹层型（FCA-d）[10]。单侧烟雾病是这种类型的重要鉴别诊断，但随着时间的推移，该病通常发展为双侧脑动脉病，并伴有侧支循环建立。

虽然确切的发病机制尚不清楚，但 FCA-i 可能是一种局灶性血管炎，而且多数患者有临床病史或血清学证据表明近期有病毒暴露，特别是水痘 – 带状疱疹。在影像学上与豆纹动脉供血区体积 < 25cm³ 的小梗死相关[10]。血管造影显示 ICA 床突上段、MCA 和 ACA 近端狭窄（图 6-5）。

尽管只见于 24% 的 FCA-i 患者，但这种联合征被认为具有诊断意义[10]。血管壁成像可显示血管壁增厚和同心型强化[11]。FCA-i 通常为单相病程，部分患者在最初的 3～6 个月内狭窄逐渐进展，随后逐渐趋于稳定，少部分趋于正常[12]。

颅内血管夹层（FCA-d）是引起小儿 AIS 的重要原因。与成人不同，儿童期前循环夹层更常见于颅内段，且通常无既往外伤史。相比于 FCA-i，夹层倾向于同时累及 ICA 床突上段和 M_1 段，与体积大梗死相关，并且可累及后循环[10]。

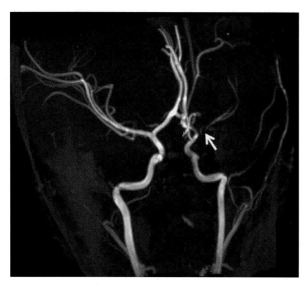

▲ 图 6-5 局灶性脑动脉病

一例 2 岁伴左侧 MCA 卒中的患儿。3D TOF MRA MIP 像显示左侧大脑中动脉近端严重狭窄，提示局灶性脑动脉病。单侧烟雾病和颅内血管夹层是主要的鉴别诊断

五、CADASIL

慢性小血管缺血性疾病或脑白质疏松症极为常见，多数与年龄和高血压相关。然而，鉴别诊断的范围很广，包括但不限于脱髓鞘疾病，中枢血管炎，感染（如莱姆病或艾滋病毒性脑炎），神经系统结节病，放疗、化疗或使用非法药物后中毒性脑病，成人发作的脑白质病等。

这些患者中少数有可识别的遗传因素，其中最常见是脑常染色体显性动脉病伴皮质下梗死和脑白质病（CADASIL）。CADASIL 是由 NOTCH3 基因突变引起的，该基因由小动脉的平滑肌细胞和周细胞显著表达[13]。临床表现包括成年早期先兆偏头痛、复发性皮质下梗死导致进行性认知障碍、抑郁和其他精神障碍。

脑 MRI 显示弥漫性融合性脑白质 FLAIR/T$_2$ 序列高信号和腔隙性梗死。CADASIL 的特征是累及颞叶前部和外囊，可与散发性小血管缺血性疾病相鉴别[14, 15]。微出血常发生在 CADASIL 患者中，并可通过 GRE 或 SWI 序列识别，但其模式与其他类型的小血管疾病有明显重叠[16]。

CADASIL 患者很少出现大范围缺血性梗死。血管造影基本正常，但偶见类似于血管炎的颅内多灶性节段性狭窄（图 6-6）[13]。

六、脑淀粉样血管病

脑淀粉样血管病（cerebral amyloid angiopathy，CAA）是一种由淀粉样蛋白在脑实质和软脑膜血管内沉积引起的进行性血管病变。

根据 Boston 标准[17, 18]，CAA 的明确诊断需要尸检。"可能伴有病理支持的 CAA"可通过引流血肿的组织学检查或皮质活检来确定。神经影像学技术的进步使得临床诊断 CAA 无须脑活检。例如，在没有活检或尸检的情况下，如果在 MRI 上可见多发脑叶出血，则可以诊断"很可能的 CAA"；如果 MRI 上可见单一脑叶出血，同时假设没有其他可识别的脑叶出血或浅表性含铁血黄素沉积的原因，则可以诊断为"可能的 CAA"。

CAA 相关的影像学表现多种多样，包括脑实质内血肿、微出血、凸面蛛网膜下腔出血 / 浅表性含铁血黄素沉积、脑白质缺血性改变和 CAA 相关性炎症。

CAA 是老年患者反复发作、自发性脑实质内出血的常见原因。出血通常位于浅表、脑叶、皮质或皮质下，边缘不规则且伴周围水肿（图 6-7A）。CAA 相关脑出血也可发生在小脑，但不发生在基底节、丘脑和脑干。MRI 可显示多发性血肿在不同年龄下，不同强度的 T$_1$ 和 T$_2$ 序列信号。SWI 和 GRE 序列通常在相似的脑叶分布中显示额外的广泛的无症状微出血灶。

未受损的深部灰质和脑干是区别于高血压性出血的关键特征。除了 CAA 和高血压，其他常见的脑实质内出血病因包括血管畸形（动静脉畸形、动静脉瘘或海绵状血管畸形）、潜在的原发性或转移性肿瘤、凝血功能障碍、缺血性梗死后出血、脑静脉血栓形成，以及使用非法药物等。

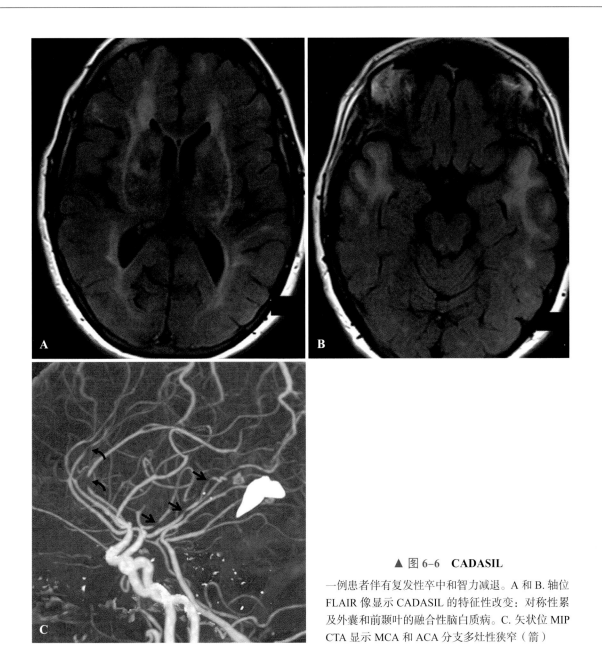

▲ 图 6-6 CADASIL

一例患者伴有复发性卒中和智力减退。A 和 B. 轴位 FLAIR 像显示 CADASIL 的特征性改变：对称性累及外囊和前颞叶的融合性脑白质病。C. 矢状位 MIP CTA 显示 MCA 和 ACA 分支多灶性狭窄（箭）

多发性微出血的鉴别诊断包括淀粉样血管病、慢性高血压、海绵状血管畸形、出血转化、弥漫性轴索损伤、脂肪栓塞、脓毒性栓塞和血管炎。

在 60 岁以上患者中，CAA 也是引起的凸面蛛网膜下腔出血和浅表性含铁血黄素沉积的常见原因（图 6-7B）。凸面蛛网膜下腔出血的其他病因包括创伤、脑静脉血栓形成、PRES 和 RCVS。

CAA 相关的小血管缺血性疾病可能导致进行性深部白质 FLAIR/T_2 序列高信号及皮质微梗死，主要发生在皮质下 U 形纤维稀少的枕叶[19]。

CAA 相关的炎症 / 血管炎见于许多亚急性认知功能障碍和癫痫发作的患者，这是由于淀粉样蛋白沉积引起的免疫反应。MRI 显示特征性大的、融合的、不对称的 T_2 序列高信号病灶，以血管源性水肿的形式扩散至皮质下白质和灰质（图 6-8）。尽管水肿区的微出血高度提示与 CAA 相关，但也易与其他疾病（如脑炎、肿瘤或非典型性 PRES）混淆。经免疫抑制治疗后症状和水肿是可逆的，这也代表了 CAA 中可治疗的一类[20]。

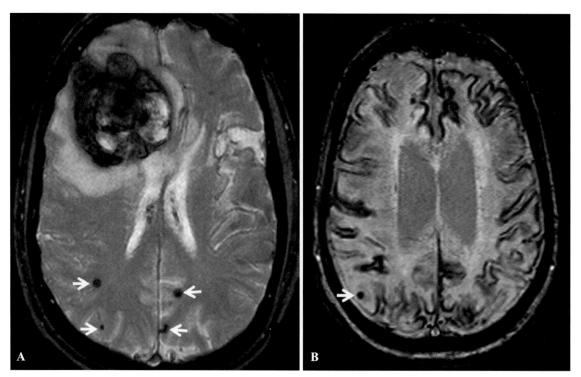

▲ 图 6-7　脑淀粉样血管病

A. GRE 序列显示右侧额叶大血肿。双侧枕叶皮质下的数个小出血（箭）与淀粉样沉积一致。B. SWI 序列显示反复蛛网膜下腔出血导致浅表性含铁血黄素沉积。另外特别注意皮质下淀粉样沉积（箭）。淀粉样脑血管病已经活检证实

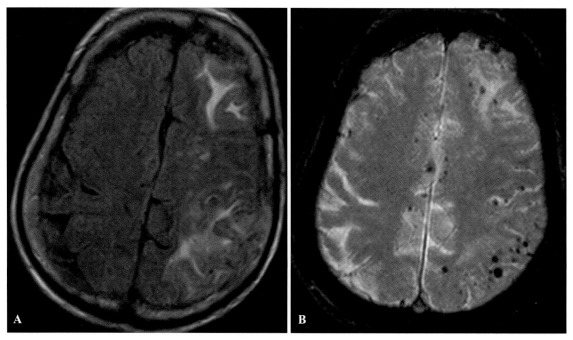

▲ 图 6-8　CAA 相关炎症

患者表现为精神状态改变和癫痫发作。A. FLAIR 像显示左侧大脑半球的非对称性血管源性水肿；B. GRE 序列显示淀粉样蛋白沉积引起的多发脑叶微出血

参考文献

[1] Scott RM, Smith ER. Moyamoya disease and moyamoya syndrome. N Engl J Med. 2009;360:1226–37.

[2] Fukui M, Kono S, Sueishi K, Ikezaki K. Moyamoya disease. Neuropathology. 2000;20:61–4.

[3] Suzuki J, Takaku A. Cerebrovascular "moyamoya" disease: disease showing abnormal net–like vessels in base of brain. Arch Neurol. 1969;20:288–99.

[4] Smith ER, Scott RM. Surgical management of moyamoya syndrome. Skull Base. 2005;15:15–26.

[5] Murphy ES, Xie H, Merchant TE, Yu JS, Chao ST, Suh JH. Review of cranial radiotherapy–induced vasculopathy. J Neuro–Oncol. 2015;122:421–9.

[6] Brant–Zawadzki M, Anderson M, DeArmond SJ, Conley FK, Jahnke RW. Radiation–induced large intracranial vessel occlusive vasculopathy. Am J Roentgenol. 1980;134:51–5.

[7] McEvoy AW, Kitchen ND, Thomas DGT. Intracerebral haemorrhage and drug abuse in young adults. Br J Neurosurg. 2000;14:449–54.

[8] Geibprasert S, Gallucci M, Krings T. Addictive illegal drugs: structural neuroimaging. Am J Neuroradiol. 2010;31:803–8.

[9] Jordan LC, Hillis AE. Challenges in the diagnosis and treatment of pediatric stroke. Nat Rev Neurol. 2011;7:199–208.

[10] Wintermark M, Hills NK, De Veber GA, et al. Clinical and imaging characteristics of arteriopathy subtypes in children with arterial ischemic stroke: results of the vips study. Am J Neuroradiol. 2017;38:2172–9.

[11] Dlamini N, Yau I, Muthusami P, et al. Arterial wall imaging in pediatric stroke. Stroke. 2018;49:891–8.

[12] Fearn ND, Mackay MT. Focal cerebral arteriopathy and childhood stroke. Curr Opin Neurol. 2019;1.

[13] Engelter ST, Rueegg S, Kirsch EC, Fluri F, Probst A, Steck AJ, Lyrer PA. CADASIL mimicking primary angiitis of the central nervous system. Arch Neurol. 2002;59:1480–3.

[14] Auer DP, Pütz B, Gössl C, Elbel GK, Gasser T, Dichgans M. Differential lesion patterns in CADASIL and sporadic subcortical arteriosclerotic encephalopathy: MR imaging study with statistical parametric group comparison. Radiology. 2001;218:443–51.

[15] Yousry TA, Seelos K, Mayer M, Brüning R, Uttner I, Dichgans M, Mammi S, Straube A, Mai N, Filippi M. Characteristic MR lesion pattern and correlation of T1 and T2 lesion volume with neurologic and neuropsychological findings in cerebral autosomal dominant arteriopathy with subcortical infarcts and leukoencephalopathy (CADASIL). Am J Neuroradiol. 1999;20:91–100.

[16] Dichgans M, Holtmannspötter M, Herzog J, Peters N, Bergmann M, Yousry TA. Cerebral microbleeds in CADASIL: a gradient–echo magnetic resonance imaging and autopsy study. Stroke. 2002;33:67–71.

[17] Greenberg SM, William Rebeck G, Vonsattel JPG, Gomez–Isla T, Hyman BT. Apolipoprotein E ∈4 and cerebral hemorrhage associated with amyloid angiopathy. Ann Neurol. 1995;38: 254–9.

[18] Linn J, Halpin A, Demaerel P, Ruhland J, Giese AD, Dichgans M, Van Buchem MA, Bruckmann H, Greenberg SM. Prevalence of superficial siderosis in patients with cerebral amyloid angiopathy. Neurology. 2010;74:1346–50.

[19] Yamada M. Cerebral amyloid angiopathy: emerging concepts. J Stroke. 2015;17:17–30.

[20] Kinnecom C, Lev MH, Wendell L, Smith EE, Rosand J, Frosch MP, Greenberg SM. Course of cerebral amyloid angiopathy–related inflammation. Neurology. 2007;68:1411–6.

第7章　创伤性神经血管损伤
Traumatic Neurovascular Injury

Yang Tang　Christopher Ovanez　著　　张二伟　陈　岩　吴晓东　译

钝性脑血管损伤（blunt cerebrovascular injury，BCVI）是指颈动脉和椎动脉的钝性损伤。其与缺血性卒中的发病和死亡显著相关。既往文献报道中 BCVI 发病率差异较大，但是随着人们对该病认识提高及 CTA 检查增多，目前入住创伤中心患者中的 BCVI 发病率预计可达 1%～2.7%，尤其是在具有高危因素和具有高创伤评分患者中发病率更高[1]。

一、机制与病理生理学

BCVI 主要与机动车高速碰撞、坠落、袭击、悬吊自杀等高能创伤机制有关。颈动脉和椎动脉的任何节段都可能发生损伤。最常见的损伤部位包括颅底以下的颈内动脉颅外段、椎动脉 V_2 段及椎间孔内的 V_3 段。损伤的主要机制包括头部向对侧旋转过伸、血管直接钝性损伤、邻近骨折碎片撞击或撕裂伤，以及口腔内直接损伤。

血管内膜损伤可引起内膜下剥离、壁内血肿、管腔血栓形成和动脉狭窄或闭塞，最终由于灌注不足或栓塞现象导致脑缺血。血管外膜损伤可引起血管损伤和壁内血肿，但不引起内膜损伤。如果血管破裂被血管外膜或血管周围组织所包裹，就会形成假性动脉瘤。穿通伤是最严重的动脉损伤形式，典型表现为出血迅速、颈部血肿扩大和少见的动静脉瘘。

二、筛选标准

据报道，在 BCVI 中，从损伤到出现神经系统并发症，通常有 10～72h 无症状的潜伏期。通过筛查早期发现并开始抗栓治疗可大大降低缺血性脑卒中的发生率，从而改善预后。目前，关于哪些患者应该接受筛查仍存在争议。目前已提出的各种筛选标准，包括 Denver 标准、Memphis 标准和 Boston 标准。改良后的 Denver 标准是目前应用最多，并得到了西方和东方创伤协会的认可[2,3]。

需要紧急筛查的临床症状包括以下内容。

- 颈、口、鼻或耳动脉性出血。
- 颈部血肿扩大。
- ＜ 50 岁患者伴有颈部杂音。
- 任何与影像学结果不一致的神经功能缺陷。
- 在复查影像结果中发现卒中。

放射学发现提示需要紧急筛查的无症状患者可能存在以下情况。

- LeFort 面部骨折 Ⅱ 或 Ⅲ 型。
- 颅底骨折并累及颈动脉管。
- 颈椎椎体或横突孔骨折、半脱位或韧带损伤。

- $C_1 \sim C_3$ 骨折。
- 头部闭合性弥漫性轴索损伤伴格拉斯哥昏迷评分（Glasgow coma scale，GCS）< 6。
- 晒衣绳型损伤，并伴有肿胀或疼痛。
- 悬吊伤后伴缺氧。

在 Denver 筛查标准选择的患者中，CTA 已被证明是一种最佳且经济的筛查策略[1]。然而，30%～37% 的 BCVI 患者未合并上述任何临床或放射学危险因素，但仍建议对所有具有充分损伤机制的患者更宽泛地筛查 BCVI[4]。

三、筛查方式

64 排或更高的多排螺旋 CTA 是目前筛查 BCVI 的首选成像方式，并且在大多数医疗机构中已经取代了 DSA。CTA 无创、快速，在紧急情况下随时可用，并具有相对较高的空间分辨率。值得注意的是，CTA 的诊断效能在已发表的研究中差异较大。早期的一些研究表明 CTA 的敏感性和特异性在使用 16 层或更多层的扫描中接近 100%[5, 6]，而其他研究报道的敏感性和特异性较低。一项研究报道显示，在 594 名患者中，64 层 CTA 的敏感性为 68%，特异性为 92%[7]。另一项研究中 CTA 的假阳性率高达 47.9%[8]。

创伤后 CTA 方案在各医疗机构之间存在差异。传统方案中，NCCT 是头部和颈椎的首要检查。如果根据筛查指南确定有放射学危险因素，随后颈部 CTA 用以排除或确认血管损伤。近年来，许多创伤中心将颈部 CTA 纳入到全身 CT（whole body CT，WBCT）方案中，对所有具有明显受伤机制的创伤患者进行普遍的 BCVI 筛查[9]。在该方案中，首先进行头部 CT 平扫以评估颅内损伤。单次静脉注射对比剂后立即进行颈部、胸部、腹部和骨盆的 CT 血管造影检查。把轴位的薄扫图像以及多平面重建（MPR）和体积渲染图像进行重建和整合。WBCT 方案与传统方案相比，扫描速度更快，使用的对比剂更少，精度相当[10]。具体细节在不同医疗机构之间是不同的。一些中心扫描包括从头到主动脉弓的整个头颈部 CTA，而其他医疗中心则常规扫描包括 Willis 环在内的颈部 CTA，当头颅 CT 发现明显的颅内损伤时选择进行头部 CTA。另一个不同点是扫描过程中的手臂位置。与"手臂向下"或"游泳姿势"相比，"手臂向上"的姿势已被证明产生的辐射量最小，但手臂上抬可能导致伪影会影响颈部 CTA 的图像质量[11]。对于高度怀疑 BCVI 但全身 CT 筛查阴性的患者，颈部 CTA 更有把握排除轻微损伤[12]。

有几个因素会影响 CTA 的图像质量和解读。体型较大的患者和较差的对比剂团注会大大降低整个扫描的质量使其无法诊断。下颌骨和金属假牙产生的伪影可能会影响对靠近颅底的远端 ICA 的评估，而这个部位也是最容易受伤的部位，会产生假阳性或假阴性结果。静脉丛强化、邻近骨结构和植入物的条纹伪影可以掩盖椎动脉损伤。

MRI/MRA 因为受许多条件所限不作为常规作筛查方式，因其扫描时间长，空间分辨率较低，对于危重伤患者，需要有 MR 兼容的生命支持／监测设备。但 MRI 在观察血管壁内血肿、动脉粥样硬化斑块或其他慢性变化方面可以作为 CTA 一种补充工具。

DSA 仍然被认为是诊断 BCVI 的参考标准，因为与 CTA 相比，DSA 具有极好的空间和时间分辨率。颈动脉／椎动脉在 CTA 上被伪影遮蔽可以通过 DSA 得到更好的评估。在 DSA 中可以重复注射对比剂来去除运动产生的伪影，而在 CTA 则难以常规使用。但 DSA 作为筛选检查也有自身局限性。这是一种有创性检查技术，相关人员劳动强度大，手术相关并发症（包括腹股沟血肿、医源性夹层和血栓栓塞等）发生率低但不可忽略。此外，对于血管壁及壁内血肿，DSA 不能提供任何信息。目前 DSA 的作用尚不明确。一些中心建议对 CTA 结果为阴性但 BCVI 临床问题持续存在的患者进行 DSA [8]，而其他中心仅对 CTA 确定的高级别创伤患者进行 DSA 作为治疗计划的一部分。

四、BCVI 分级

Biffl 量表被广泛用于 BCVI 分级，分级与脑卒中险增加、预后相关 [13]。它最初是基于颈动脉损伤的 DSA 结果制订的，但现已被用于颈动脉和椎动脉损伤的 CTA 和 MRA 结果。

- Ⅰ级损伤：血管壁轻度不规则、剥离或壁内血肿，狭窄程度 < 25%（图 7-1 和图 7-2）。
- Ⅱ级损伤：血管壁剥离或壁内血肿，狭窄率 > 25%。可见的内膜瓣或腔内血栓也被认为是二级损伤（图 7-3 至图 7-5）。
- Ⅲ级损伤：创伤性假性动脉瘤（图 7-6）。
- Ⅳ级损伤：完全创伤性动脉闭塞（图 7-7）。
- Ⅴ级损伤：穿通伴活动性出血或动静脉瘘（图 7-8）。需要立即控制出血，而且往往是致命的。

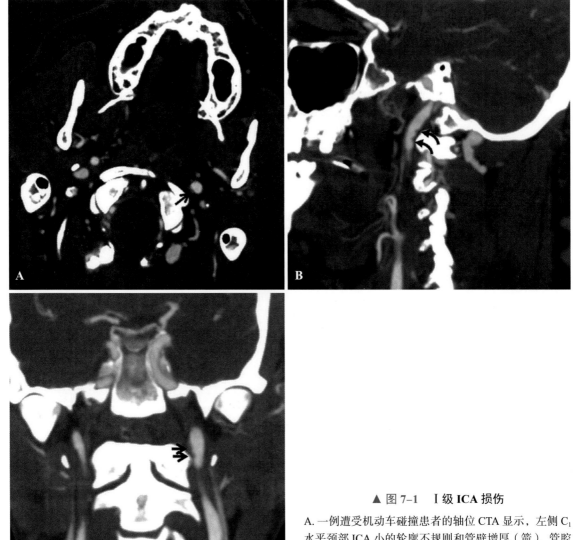

▲ 图 7-1　Ⅰ级 ICA 损伤

A. 一例遭受机动车碰撞患者的轴位 CTA 显示，左侧 C₁ 水平颈部 ICA 小的轮廓不规则和管壁增厚（箭），管腔狭窄小于 25%，符合 Ⅰ 级损伤。B 和 C. 矢状位和冠状位重建图像上更为明显

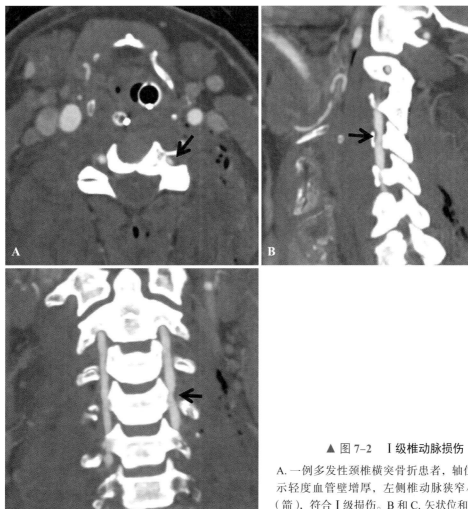

▲ 图 7-2　Ⅰ级椎动脉损伤

A. 一例多发性颈椎横突骨折患者，轴位 CTA 显示轻度血管壁增厚，左侧椎动脉狭窄小于 25%（箭），符合 Ⅰ 级损伤。B 和 C. 矢状位和冠状位重建图像上可以证实

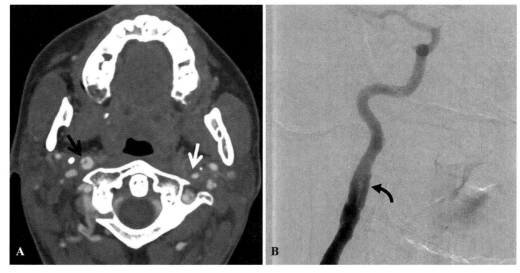

▲ 图 7-3　Ⅱ级 ICA 损伤伴内膜瓣

A. 一例机动车辆高速碰撞患者，轴位 CTA 表现为右侧 ICA 轻度扩张，伴有 C_1 水平内膜瓣（黑箭）。注意左侧 ICA 同一水平的 Ⅰ 级损伤（白箭）。B. 右侧 ICA 导管造影显示夹层和假腔（弯箭）

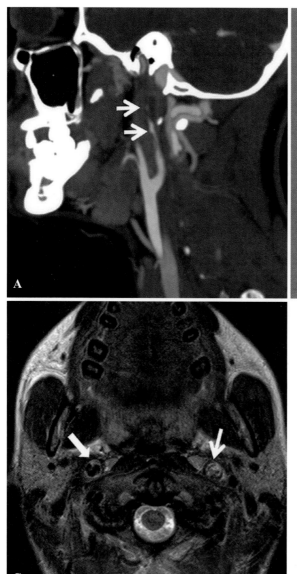

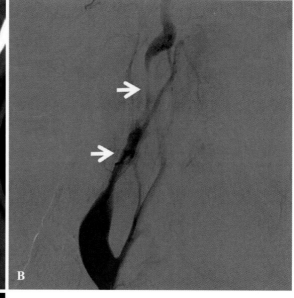

▲ 图 7-4　Ⅱ级 ICA 损伤伴壁内血肿

轴位 CTA（A）显示累及左侧 ICA 颈段长节段近闭塞性不规则狭窄，该狭窄由壁内血肿（箭）压迫所致，符合Ⅱ级损伤，并经导管造影证实（B）。（C）轴位 T_2 MRI 显示左侧 ICA 流空影消失（细箭）。另外注意右侧 ICA 因壁内血肿而轻度狭窄（粗箭），也符合Ⅱ级损伤

五、鉴别诊断

区分 BCVI 与非创伤性结构和解剖变异很重要。CTA 通常在诊断严重损伤（Ⅲ级、Ⅳ级和Ⅴ级）较为准确，但对于低级别损伤（Ⅰ级和Ⅱ级）缺乏敏感性和特异性。最近的一项研究将早期 CTA 诊断结果与专家临床共识作比较，发现在 18 例 CTA 疑似 BCVI 患者中，只有 6 例是真正的 BCVI，另外 9 例为创伤后血管痉挛，3 例为动脉粥样硬化性疾病[14]。

血管痉挛在外伤后非常常见，在管腔成像上表现为轻微的血管轮廓不规则。但在 CTA 上很难将其与低级别损伤区分开来。血管痉挛通常在随访影像中消失，而低级别损伤持续存在或偶尔进展为更严重的损伤（图 7-9）。

动脉粥样硬化性疾病是老年人群中常见的心血管危险因素。多见于颈动脉分叉、颈动脉虹吸段和椎动脉起始部，并常伴有钙化。在不典型位置的非钙化纤维脂肪斑块合并管壁增厚和管腔狭窄的创伤患者，与其相鉴别诊断是比较困难。高分辨 MRI 血管壁成像在血管壁病理学应用中前景广阔，可作为鉴别壁内血肿和动脉粥样硬化斑

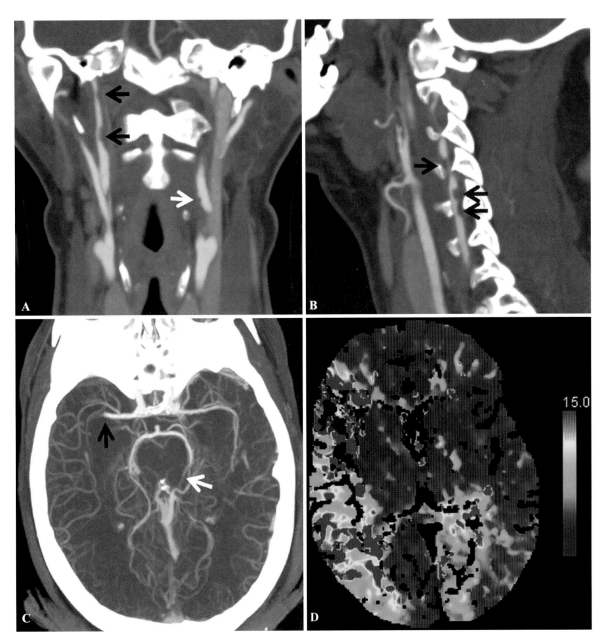

▲ 图 7-5　多发血管损伤伴颅内动脉栓塞

A. 一例机动车碰撞患者，冠状位 CTA 重建显示右侧 ICA Ⅱ 级损伤（黑箭）。另外注意左侧 ICA Ⅰ 级损伤（白箭）。
B. 左侧椎动脉多灶性 Ⅱ 级损伤的矢状位重建图像。C. 颅内段，由于动脉 - 动脉栓塞，右侧 MCA（黑箭）和左侧 PCA 的突然闭塞（白箭）。D. CT 灌注成像显示右侧 MCA 和左侧 PCA 供血区引流时间延长。由于远端动脉栓塞是急诊血管内治疗的适应证，因此将颅内动脉纳入检查范围同样重要

块的有力手段 [14]。

　　肌纤维发育不良是一种非动脉粥样硬化、非炎症性血管性疾病，最常见受累血管为肾动脉和颈内动脉 [15]。病理分类是基于受累的动脉层：内膜、中膜或外膜。内侧纤维增生在血管造影上具有特征性的"串珠状"外观，类似低级别损伤（图

7-10）。值得注意的是，肌纤维发育不良是血管夹层的一个重要的危险因素，且这两种情况可以共存。

　　肌纤维发育不良的一个罕见的内膜变异是形成颈动脉网，它典型的表现为颈动脉球部背壁上的一个薄的支架状充盈缺损。它极易形成血栓，

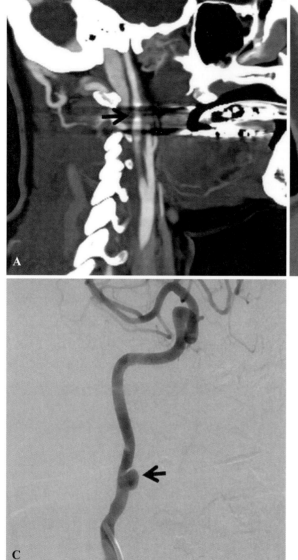

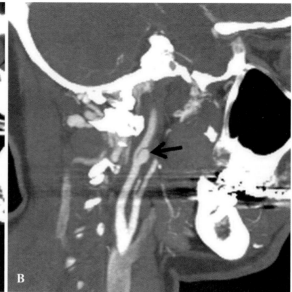

▲ 图 7-6　Ⅲ级 ICA 损伤

A. 机动车碰撞后矢状位 CTA 重建显示右侧 ICA Ⅱ级损伤，狭窄＞ 25%，在一定程度上被口腔汞合金条纹伪影所掩盖。B. 3 个月的随访 CTA 显示损伤进展到Ⅲ级，并出现假性动脉瘤（箭）。C. 经导管血管造影证实并通过血管内支架植入治疗

是不明原因缺血性脑卒中的一个重要原因，尤其是在年轻的非裔美国女性中高发[16]。虽然具有特征性的影像学特点，但对于经验不足的读者来说，可被误认为是血管夹层的内膜瓣（图 7-11）。

血管迂曲和盘曲是常见的变异，可以类似甚至掩盖真正的损伤。在 ICA 颅外段和椎动脉 V_2 和 V_3 段远端更容易出现这个问题，这些部位经常发生损伤。仔细检查矢状位和冠状位 MPR 像可能有助于区分。

先天性变异，如发育不良（图 7-12）和动脉开窗有时类似动脉损伤。

六、治疗和影像随访

BCVI 患者应接受抗血栓（抗血小板或抗凝）治疗，除非有活动性出血等禁忌证。一项研究表明，即使是外伤性颅脑损伤或实质器官损伤患者，抗血栓治疗也是安全的[17]。阿司匹林抗血小板治疗与肝素一样能有效预防卒中，且出血并发症较少[18]。

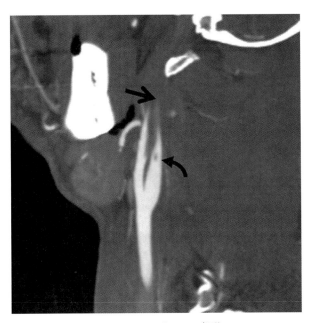

▲ 图 7-7　Ⅳ级 ICA 损伤

矢状位重建 CTA 显示 ICA 呈锥形闭塞，与Ⅳ级损伤一致（箭）。注意有一个小的腔内血栓（弯箭）

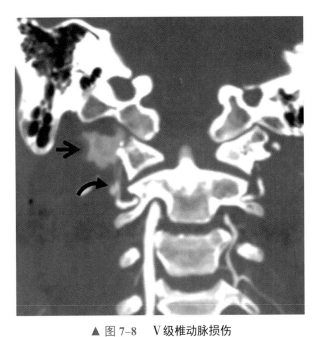

▲ 图 7-8　Ⅴ级椎动脉损伤

一例严重闭合性颈部损伤患者，冠状位 CTA 重建显示右侧椎动脉在 $C_1 \sim C_2$ 处横断（弯箭）并伴有活动性对比剂外渗（箭）

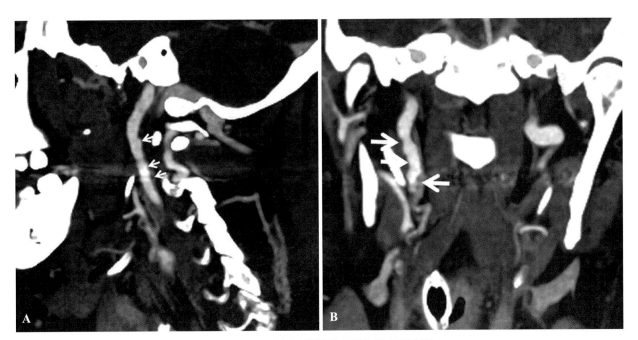

▲ 图 7-9　车祸后类似Ⅰ级损伤的血管痉挛

矢状位（A）和冠状位（B）颈动脉造影显示右侧颈部 ICA 轮廓不规则，24h 后在复查 CTA 中消失，符合血管痉挛。在没有随访的情况下，常常无法区分血管痉挛和Ⅰ级损伤

CT 血管造影应在最初确定 Ⅰ～Ⅲ 级 BCVI 后 7～10 天内进行。如果复查的影像学检查显示病变已消失，则可以停止抗血栓治疗。如果病变持续存在，抗血栓治疗应持续 3～6 个月，并在随访时复查影像学检查，以调整治疗。Ⅰ 级损伤很少发生进展，而在 Ⅱ 级损伤中进展则较为常见。如果在随访中发现损伤有进展，应考虑血管内治疗或外科治疗。对于 Ⅲ 级损伤或假性动脉瘤患者，如果病变在最佳保守治疗下仍有症状，或假性动脉瘤直径增至 1.0～1.5cm，可通过血管内治疗或外科手术修复。对于 Ⅳ 级损伤，手术或血管内介入未显示出有益，此类患者应坚持终身抗血小板治疗[19, 20]。

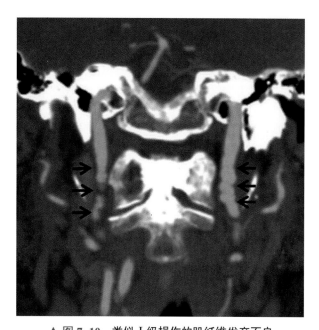

▲ 图 7-10 类似 Ⅰ 级损伤的肌纤维发育不良

一例车祸患者，冠状位 CTA 显示双侧颈部 ICA 轮廓不规则，呈串珠状。腹部 CTA 显示肾动脉的相似外观。符合肌纤维发育不良。6 个月随访的 CTA 检查未见改变

七、自发性动脉夹层

在极少数情况下，轻微损伤后可出现动脉夹层，如颈部脊椎推拿、体育运动、快速头部运动，以及日常活动，如打喷嚏、咳嗽、剃须或擤鼻，甚至可以在没有任何刺激性事件下自发。潜在的肌纤维发育不良或结缔组织疾病，如 Marfan 综合征、Ehlers-Danlos 综合征和囊性动脉中层坏

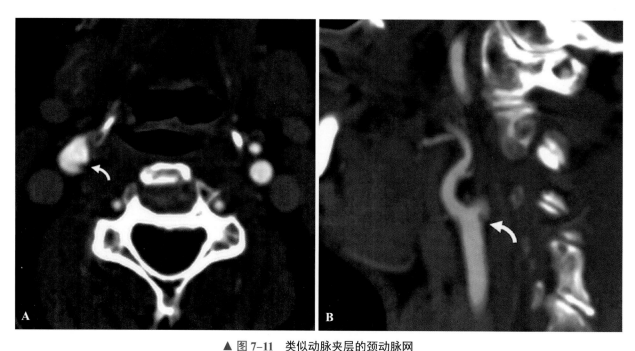

▲ 图 7-11 类似动脉夹层的颈动脉网

轴位（A）和矢状位（B）CTA 显示颈动脉球后一个线性充盈缺损，符合颈动脉网

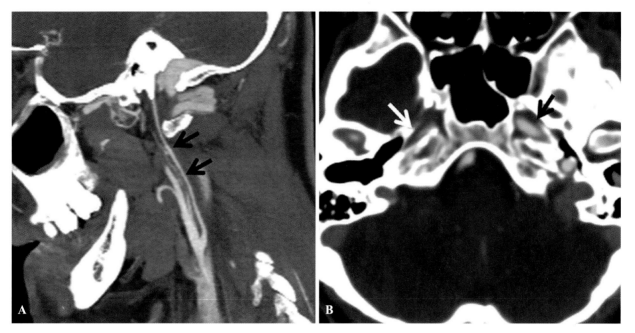

▲ 图 7-12 类似血管损伤的先天性颈内动脉发育不良

A. 矢状位 CTA 显示右侧 ICA 广泛狭窄；B. 轴位 CTA 显示右侧岩骨颈动脉管（白箭）较左侧（黑箭）小，提示先天性颈内动脉发育不全，而非动脉夹层

死可能在自发性动脉夹层的发病机制中起重要作用。

动脉夹层可发生在颅内动脉或颅外动脉。颅外动脉夹层在西方国家更为常见，多影响前循环。相比之下，颅内动脉夹层在儿童或亚裔患者中更为常见，多影响后循环，尤其是椎动脉 V_4 段 [21]。颅内动脉夹层可导致蛛网膜下腔出血或脑缺血。

自发性动脉夹层的影像学表现与外伤性血管夹层相似，包括内膜瓣、双腔、壁内血肿、假性动脉瘤、节段性狭窄、锥形逐渐变细或突然闭塞。位于非分叉部位的梭形或形态不规则的颅内动脉瘤，合并节段性狭窄或形态快速变化，强烈提示颅内动脉夹层（图 7-13 和图 7-14）。

八、外伤性硬脑膜窦损伤

随着 CTA 的广泛应用，越来越多的颅脑创伤后的硬脑膜静脉窦损害被发现，大多数病例与硬脑膜窦附近的颅骨骨折有关（图 7-15）。与其他部位颅骨骨折相比，颞骨岩部骨折对横 / 乙状窦和颈静脉球部损伤的概率最高。

硬脑膜窦损害可表现为外源性压迫、窦内血栓形成，或两者兼有 [22]。单纯压迫比血栓形成更常见，可继发于颅骨凹陷性骨折、脑外血肿或颅内积气 [22]。由于治疗和预后的不同，必须加以区分。外源性静脉窦压迫大多遵循良性的临床病程；然而，硬脑膜窦血栓形成可导致严重后果，包括颅高压失控、静脉性梗死或出血 [23]。

当并发颅内大出血或挫伤时，对于外伤性窦内血栓形成的治疗是一个巨大挑战 [24]。是否抗凝和治疗时机的选择需要根据血栓进展的风险和出血恶化的风险进行个性化评估。血管内机械取栓术是原发性窦内血栓形成合并抗凝禁忌患者的一种治疗选择。

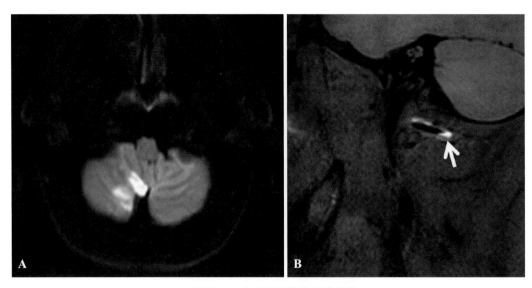

▲ 图 7-13　自发性颈部椎动脉夹层

患者无既往病史，表现为突发性眩晕。A. DWI MRI 显示右侧小脑下部 PICA 供血区急性梗死；B. 矢状位 T_1 脂肪抑制像显示右侧椎体血流空洞影周围高信号（箭），符合动脉夹层和亚急性壁内血肿

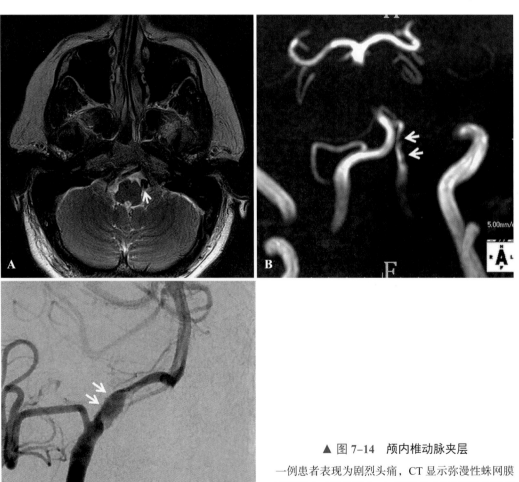

▲ 图 7-14　颅内椎动脉夹层

一例患者表现为剧烈头痛，CT 显示弥漫性蛛网膜下腔出血（未展示）。A. 轴位 T_2 MRI 显示颅内左侧椎动脉一个微小的夹层内膜瓣；B. TOF MRA 显示左侧椎动脉不规则管腔狭窄；C. 导管血管造影证实双腔动脉夹层（箭）

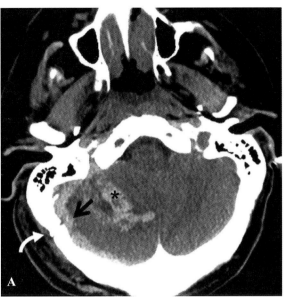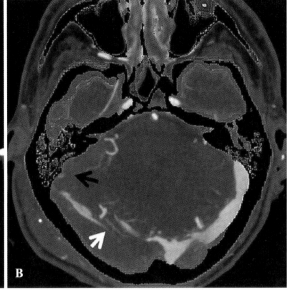

▲ 图 7-15　外伤性静脉损伤

A. 一例闭合性颅脑损伤患者，NCCT 显示右侧小脑外侧硬膜外血肿（箭）和实质内血肿（★）。右侧枕骨骨折
（弯箭）。B. 轴位 CTA 显示右侧横窦损伤伴不规则管腔狭窄（白箭）。乙状窦内血栓形成（黑箭）

参考文献

[1] Malhotra A, Wu X, Kalra VB, Schindler J, Matouk CC, Forman HP. Evaluation for blunt cerebrovascular injury: review of the literature and a cost–effectiveness analysis. Am J Neuroradiol. 2016;37:330–5.

[2] Biffl WL, Cothren CC, Moore EE, Kozar R, Cocanour C, Davis JW, McIntyre RC, West MA, Moore FA. Western trauma association critical decisions in trauma: screening for and treatment of blunt cerebrovascular injuries. J Trauma – Inj Infect Crit Care. 2009;67:1150–3.

[3] Bromberg WJ, Collier BC, Diebel LN, Dwyer KM, Holevar MR, Jacobs DG, Kurek SJ, Schreiber MA, Shapiro ML, Vogel TR. Blunt cerebrovascular injury practice management guidelines: the eastern association for the surgery of trauma. J Trauma – Inj Infect Crit Care. 2010;68:471–7.

[4] Bruns BR, Tesoriero R, Kufera J, Sliker C, Laser A, Scalea TM, Stein DM. Blunt cerebrovascular injury screening guidelines: what are we willing to miss? J Trauma Acute Care Surg. 2014;76:691–5.

[5] Eastman AL, Chason DP, Perez CL, McAnulty AL, Minei JP. Computed tomographic angiography for the diagnosis of blunt cervical vascular injury: is it ready for primetime? J Trauma. 2006;60:925–9.. discussion 929

[6] Schneidereit NP, Simons R, Nicolaou S, Graeb D, Brown DR, Kirkpatrick A, Redekop G, McKevitt EC, Neyestani A. Utility of screening for blunt vascular neck injuries with computed tomographic angiography. J Trauma – Inj Infect Care. 2006;60:209–15.

[7] Roberts DJ, Chaubey VP, Zygun DA, Lorenzetti D, Faris PD, Ball CG, Kirkpatrick AW, James MT. Diagnostic accuracy of computed tomographic angiography for blunt cerebrovascular injury detection in trauma patients: a systematic review and meta–analysis. Ann Surg. 2013;257:621–32.

[8] Shahan CP, Magnotti LJ, Stickley SM, Weinberg JA, Hendrick LE, Uhlmann RA, Schroeppel TJ, Hoit DA, Croce MA, Fabian TC. A safe and effective management strategy for blunt cerebrovascular injury: avoiding unnecessary anticoagulation and eliminating stroke. J Trauma Acute Care Surg. Lippincott Williams and Wilkins. 2016;76:915–22.

[9] Dreizin D, Munera F. Blunt polytrauma: evaluation with 64–section whole–body CT angiography. Radiographics. 2012;32:609–32.

[10] Sliker CW, Shanmuganathan K, Mirvis SE. Diagnosis of blunt cerebrovascular injuries with 16–MDCT: accuracy of whole–body MDCT compared with neck MDCT angiography. Am J Roentgenol. 2008;190:790–9.

[11] Gunn ML, Kool DR, Lehnert BE. Improving outcomes in the patient with polytrauma: a review of the role of whole–body computed tomography. Radiol Clin N Am. 2015;53:639–56.

[12] Laser A, Kufera JA, Bruns BR, Sliker CW, Tesoriero RB, Scalea TM, Stein DM. Initial screening test for blunt cerebrovascular injury: validity assessment of whole–body computed tomography. Surgery (United States). Mosby Inc. 2015;158:627–35.

[13] Biffl WL, Moore EE, Offner PJ, Brega KE, Franciose RJ, Burch JM. Blunt carotid arterial injuries: implications of a new grading scale. J Trauma – Inj Infect Crit Care. Lippincott Williams and Wilkins. 1999;47:845–53.

[14] Vranic JE, Huynh TJ, Fata P, et al. The ability of magnetic resonance black blood vessel wall imaging to evaluate blunt cerebrovascular injury following acute trauma. J Neuroradiol. 2019; https:// doi.org/10.1016/j.neurad.2019.01.091.

[15] Slovut DP, Olin JW. Fibromuscular Dysplasia. N Engl J Med. 2004;350:1862–71.

[16] Choi PMC, Singh D, Trivedi A, Qazi E, George D, Wong J,

Demchuk AM, Goyal M, Hill MD, Menon BK. Carotid webs and recurrent ischemic strokes in the era of CT angiography. Am J Neuroradiol. 2015;36:2134–9.

[17] Shahan CP, Magnotti LJ, McBeth PB, Weinberg JA, Croce MA, Fabian TC. Early antithrombotic therapy is safe and effective in patients with blunt cerebrovascular injury and solid organ injury or traumatic brain injury. J Trauma Acute Care Surg. Lippincott Williams and Wilkins. 2016;81:173–7.

[18] Wahl WL, Brandt M–M, Thompson BG, Taheri PA, Greenfield LJ. Antiplatelet therapy: an alternative to heparin for blunt carotid injury. J Trauma. 2002;52:896–901.

[19] Nagpal P, Policeni BA, Bathla G, Khandelwal A, Derdeyn C, Skeete D. Blunt cerebrovascular injuries: advances in screening, imaging, and management trends. AJNR Am J Neuroradiol. 2017;39:406–14.

[20] Rutman AM, Vranic JE, Mossa–Basha M. Imaging and management of blunt cerebrovascular injury. Radiographics. 2018;38:542–63.

[21] Debette S, Compter A, Labeyrie MA, et al. Epidemiology, pathophysiology, diagnosis, and management of intracranial artery dissection. Lancet Neurol. 2015;14:640–54.

[22] Rischall MA, Boegel KH, Palmer CS, Knoll B, McKinney AM. MDCT venographic patterns of dural venous sinus compromise after acute skull fracture. Am J Roentgenol. 2016;207:852–8.

[23] Benifla M, Yoel U, Melamed I, Merkin V, Cohen A, Shelef I. Dural sinus obstruction following head injury: a diagnostic and clinical study. J Neurosurg Pediatr. 2016;18:253–62.

[24] Afshari FT, Yakoub KM, Zisakis A, Thomas A, Ughratdar I, Sturman S, Belli A. Traumatic dural venous sinus thrombosis; a challenge in management of head injury patients. J Clin Neurosci. 2018;57:169–73.

第 8 章　颅内动脉瘤
Cerebral Aneurysm

Seyed Mohammad Gharavi　Yang Tang **著**　赵　雷　杜海龙 **译**

一、病理生理学

颅内动脉瘤是指颅脑动脉血管壁上的异常局灶性凸起，是导致自发性脑池内蛛网膜下腔出血（cisternal subarachnoid hemorrhage，cSAH）的最常见原因。据报道，成年人颅内动脉瘤的发生率为 1%～5%。颅内动脉瘤发生的病理生理机制尚不明确。血流动力学改变和血管壁薄弱，尤其是血管中膜变薄是形成动脉瘤的重要因素。人们普遍认为动脉粥样硬化和高血压病在动脉瘤形成中起着重要作用。其他危险因素包括感染、创伤、放射线等。虽然动脉瘤被认为是后天性病变，但也有一定遗传性因素，如常染色体显性遗传性多囊肾病（autosomal dominant polycystic kidney disease，ADPKD）、Ehlers-Danlos 综合征、Loeys-Dietz 综合征、肌纤维发育不良、Marfan 综合征和神经纤维瘤病等[1]。

二、分类

颅内动脉瘤可以根据形态，位置，大小和病因进行分类。

（一）囊状动脉瘤

大多数颅内动脉瘤是囊状的（浆果样动脉瘤），多位于颅底部的血管分叉处。囊状动脉瘤可以是规则或不规则的类圆形或分叶状。动脉瘤表面的小突起，又被称为"Murphy 乳头"，则可能是引起 SAH 的破裂点。

颅内动脉瘤最常见于颈内动脉（ICA），而 ICA 又可根据情况分成不同的节段。Shapiro 等[2]提出了根据血管造影和横断面数据库将 ICA 分为七段，包括颈段、岩段、海绵窦段、眼动脉段、后交通段、脉络膜段和终末段。

ICA 岩段动脉瘤很少见，可由外伤或者动脉粥样硬化引起。它可能与其他一些岩骨尖囊性病变在横断面成像上表现类似。

海绵窦段动脉瘤也很罕见。较大的海绵窦段动脉瘤可导致海绵窦内第Ⅲ、Ⅳ、Ⅴ和Ⅵ脑神经受压（图 8-1）。由于位于硬膜外，海绵窦段动脉瘤破裂可以引起颈动脉海绵窦瘘或鼻衄，而不会引起 SAH。而在靠近床突的远端，硬膜环远端疏松地附着在 ICA 的内侧，形成潜在的腔隙，称为"颈动脉窝"。颈动脉窝动脉瘤部分可凸入硬膜，破裂时引起 SAH[3]。

ICA 眼动脉段位于硬脑膜内，从海绵窦段的远端延伸到后交通段（P-comm）起始部。眼动脉（图 8-2）和垂体上动脉（图 8-3）动脉瘤起源于此段。垂体上动脉瘤向内突出指向蝶鞍。在 CTA 上，邻近的骨性结构可能会掩盖此处的动脉

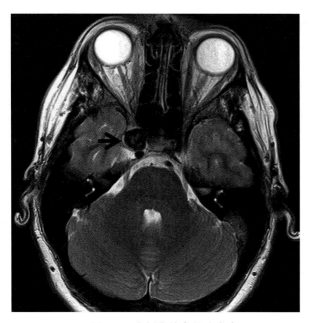

▲ 图 8-1　右侧海绵窦段动脉瘤

患者右侧第 VI 脑神经麻痹。轴位 T_2 MRI 示右侧海绵窦大动脉瘤伴血流流空（箭）

瘤，而在 MRA 上通常能更好地显示出来。

P-comm 动脉瘤是最常见的颈内动脉动脉瘤，通常突向后方（图 8-4）。大的 P-comm 动脉瘤可引起第 III 脑神经（动眼神经）麻痹。后交通段以远是脉络膜段，此段动脉瘤通常为脉络膜前动脉动脉瘤，一般比 P-comm 动脉瘤小并突向后方和侧方（图 8-5）。颈内动脉终末段动脉瘤一般自 ICA T 形分叉处发出（图 8-6）。

多数 ACA 动脉瘤位于前交通动脉或 A_1～A_2 交界处（图 8-7）。A-comm 动脉瘤是最常破裂的颅内动脉瘤。位于胼周 - 胼缘动脉交界处动脉瘤则不太常见（图 8-8）。

多数 MCA 动脉瘤位于分叉 / 三叉处（图 8-9）。由于位置浅表而易于外科手术。但 MCA 动脉瘤通常为宽颈，且多累及 M_2 分支起始部，这样就使血管内介入栓塞术相对困难。

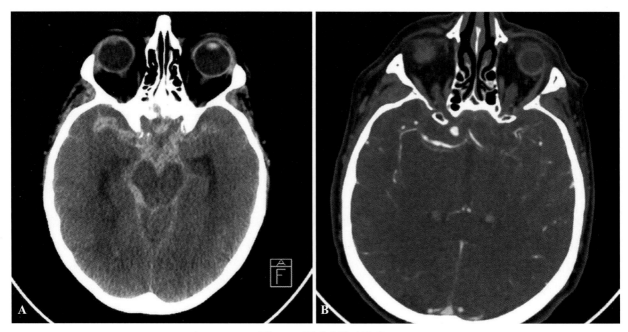

▲ 图 8-2　眼动脉段动脉瘤

A. NCCT 显示基底池和双侧侧裂弥漫性 SAH，典型的动脉瘤破裂；B. 轴位 CTA 显示右侧 ICA 床突上眼动脉段囊性动脉瘤

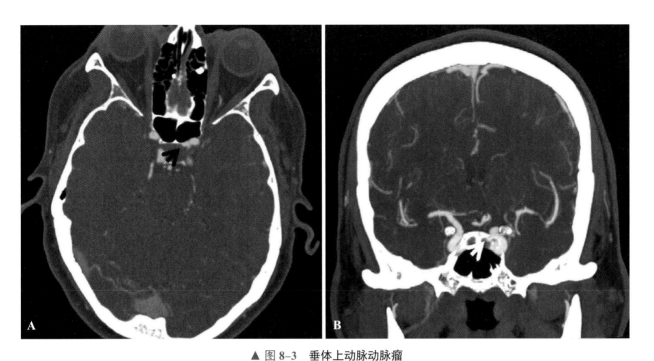

▲ 图 8-3　垂体上动脉动脉瘤

轴位（A）和冠状位（B）CTA 显示左侧 ICA 眼动脉旁动脉瘤突向内侧指向鞍区，符合垂体上动脉瘤

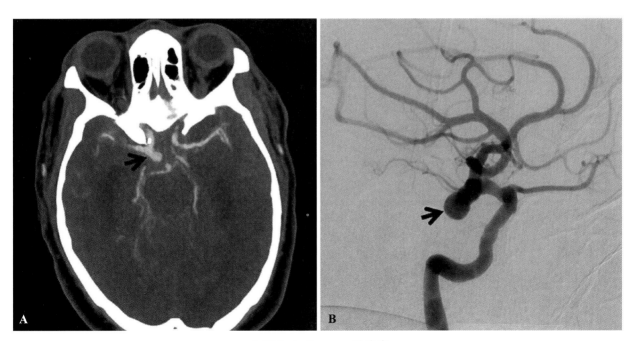

▲ 图 8-4　P-comm 动脉瘤

A. 轴位 CTA 显示右侧颈内动脉床突旁后交通段分叶状动脉瘤突向后方；B. DSA 侧位显示右侧 ICA P-comm 动脉瘤，动脉瘤遮挡了 P-comm 起始部

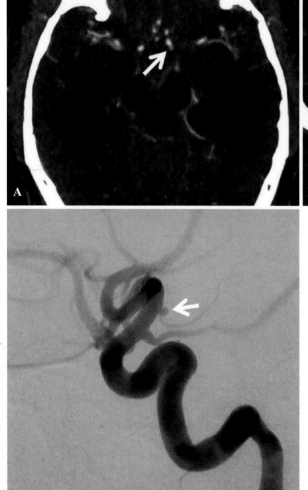

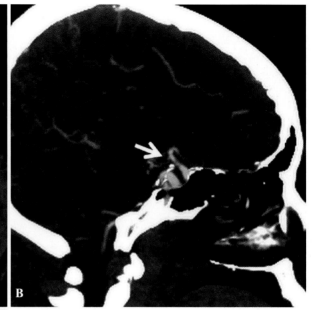

患者突发急性 SAH。轴位（A）和矢状位（B）CTA 显示，在脉络膜前动脉起始部可见一突向后方的小动脉瘤（箭），DSA 证实（C）

后循环动脉瘤较少见，多见于基底动脉尖部（图 8-10）和椎动脉 / 小脑后下动脉交界处（图 8-11）。

（二）梭形及夹层动脉瘤

与囊状动脉瘤相比，梭形动脉瘤通常不累及血管分支。它们导致血管壁周向扩张并且没有明显的瘤颈。梭形动脉瘤多见于后循环。部分梭形动脉瘤发病可能与动脉粥样硬化有关，但大部分梭形动脉瘤为夹层动脉瘤，尤其是在伴有潜在的

结缔组织疾病或血管病变的儿童和年轻的非动脉粥样硬化的成人中。

夹层动脉瘤可以是急性或慢性的 [4]。急性夹层动脉瘤通常较小且通常伴有急性 SAH。在血管造影上，它们可以表现为梭形或囊状。此外，夹层动脉瘤典型的血管造影征象通常可以在载瘤动脉中观察到，包括不规则轮廓，狭窄，闭塞，和继发于壁内血肿的充盈延迟和缓慢（图 8-12）。在颅内小动脉中很少见到双腔伴真假通道显影的特征性表现 [4]。

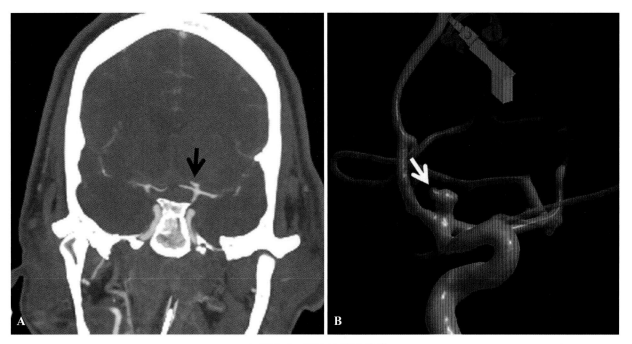

▲ 图 8–6　ICA 末端动脉瘤

A. 冠状位 CTA 显示 ICA 末端一个突向上方的动脉瘤；B. 3D 旋转成像证实动脉瘤。注意在动脉瘤顶可见一个小的分叶，可能为破裂点

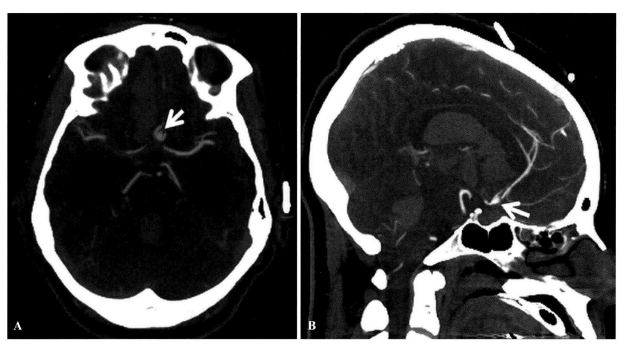

▲ 图 8–7　A-comm 动脉瘤

患者突发急性 SAH 伴脑室出血、右额叶脑实质血肿。轴位（A）和矢状位（B）CTA 显示起自于 A-comm 突向前方的动脉瘤（箭）

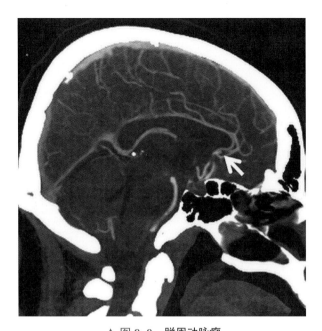

▲ 图 8-8 胼周动脉瘤

矢状位 CTA 显示 ACA 胼周与胼缘动脉交界处一突向前方的动脉瘤（箭）

相比之下，引起慢性夹层动脉瘤的原因则是由于隐匿或反复的刺激，伴有腔内血栓形成和壁内出血。这些动脉瘤通常呈现大的梭形或蛇形，并表现为占位效应（图 8-13），也可以表现为缺血和脑积水；但相比于急性夹层动脉瘤，出血较为少见[4]。

（三）冗长扩张症

冗长扩张症是一种动脉病，表现为特征性的颅内动脉异常伸长、迂曲和扩张。该病多发于椎基底动脉系统，也可累及前循环（图 8-14）。冗长扩张的动脉内血流缓慢，易形成血栓，从而导致栓塞现象或小穿支动脉闭塞。扩张的血管也会引起颅内周围结构受压，如脑干和颅神经，也可以引起脑积水。受累血管很少会破裂引起灾难性的颅内出血[5]。

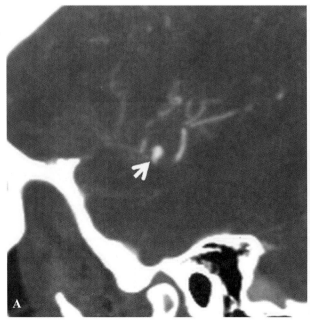
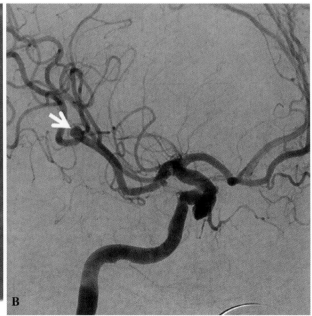

▲ 图 8-9　MCA 动脉瘤

A. 矢状位 CTA 显示右侧 MCA 分叉部动脉瘤（箭）；B. 经 DSA 证实。注意 M_2 两个分支起始部均自动脉瘤瘤颈发出

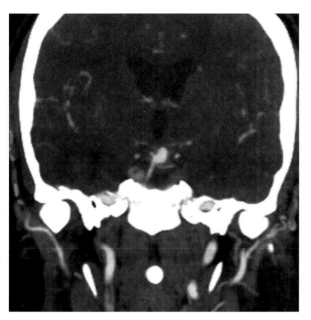

▲ 图 8-10　基底动脉尖动脉瘤

冠状位 CTA 显示一起自基底动脉远端并指突向上方动脉瘤。瘤颈位于左侧大脑后动脉与小脑上动脉起始部之间

（四）血疱样动脉瘤

血疱样动脉瘤是指小而表浅的宽颈动脉瘤，最常见于颈内动脉床突段背侧。这类动脉瘤一般不发生在血管分支上，通常与局部夹层有关[6]。它们的瘤壁很薄，并且仅由纤维蛋白组织层或仅由一层外膜覆盖。通过血管造影观察，它们通常表现为动脉壁上的不规则小凸起（图 8-15）[7]。由于没有明确的瘤颈且瘤壁很薄，破裂的血疱样动脉瘤具有很高的死亡率，且治疗困难。血流导向装置是治疗这类病变的一个有效方法[8]。

（五）感染性动脉瘤

在感染性心内膜炎患者中，大多数感染性或真菌性动脉瘤继发于脓毒性栓子。它们通常多发并且位于动脉远端分支（图 8-16）。这些动脉瘤很脆弱，通常会在形成后的几周内破裂，致死率和致残率高[9, 10]。

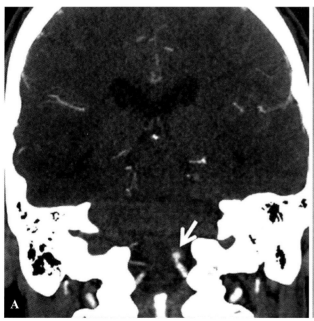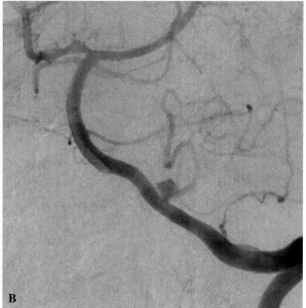

▲ 图 8-11　PICA 动脉瘤

A. 冠状位 CTA 显示动脉瘤位于左侧 PICA 起始部；B. 经 DSA 证实

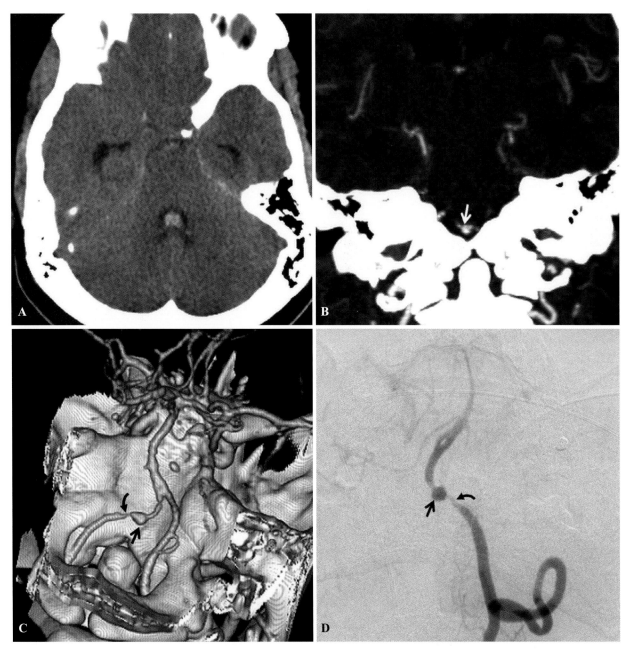

▲ 图 8-12　椎动脉夹层动脉瘤

年轻患者突发头痛。A. NCCT 显示第四脑室少量出血伴脑积水；B. 冠状位 CTA 显示一个小动脉瘤起自左侧椎动脉 V_4 段（箭）；C. 3D CTA 重建显示椎动脉 V_4 段梭形动脉瘤（箭）伴动脉瘤近心端椎动脉局部狭窄（弯箭）；D. 经 DSA 证实。偶然发现基底动脉近心端开窗畸形

（六）尺寸

动脉瘤也可以按其尺寸进行分类。一个普遍应用的分类是基于瘤体最大径将其分为小（＜10mm）、大（10～25mm）和巨大（＞25mm）。除了瘤体最大径，还有其他参数，如

瘤颈宽度或体颈比。由于宽颈动脉瘤不能很好地保留弹簧圈，可能需要其他辅助技术，如重塑瘤颈、支架辅助栓塞或血流导向装置等。现在经常把瘤颈宽度≥4mm 和体颈比≤2 定义为宽颈动脉瘤[11]。

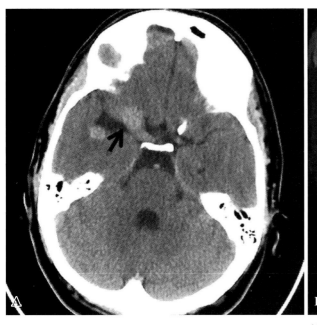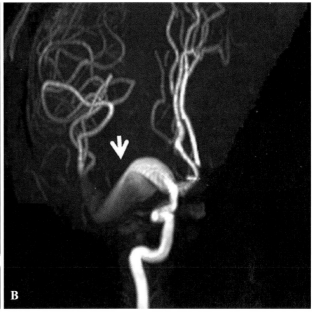

▲ 图 8-13　巨大蛇形 MCA 动脉瘤

一例年轻患者表现为左侧肢体无力伴头痛。A. 轴位 NCCT 显示 MCA 高密度扩张影（箭）；B. 3D TOF MRA 显示左侧 MCA M₁ 段和 M₂ 远端梭形动脉瘤样扩张

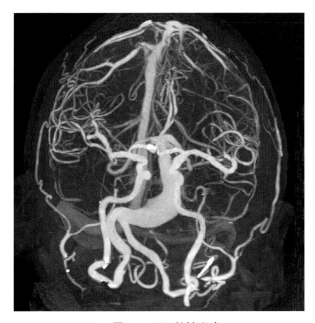

▲ 图 8-14　冗长扩张症

患者突发脑干急性脑梗死。CTA 显示基底动脉梭形动脉瘤样扩张

三、临床表现

未破裂的大动脉瘤可压迫颅神经或其他脑部结构而引起症状。例如，较大的后交通动脉瘤可压迫动眼神经而引起症状。

颅内动脉瘤患者出现症状通常是由于动脉瘤破裂引起急性 SAH 而造成的。大多数破裂的动脉瘤直径 < 10mm。SAH 可以破入脑室或脑实质，破入硬膜下腔则比较少见。约有 10% 的动脉瘤破裂患者在到达医院前死亡。许多患者表现为昏迷或严重神经功能障碍。其他一些患者可能会出现剧烈头痛，常被描述为"一生最厉害的头痛"。一些患者在发生严重 SAH 之前可能会出现短暂的轻微头痛[12]。临床通常使用 Hunt & Hess 分级量表评估（表 8-1）入院时的神经功能状况，并且被认为是预后的良好预测指标[13]。

CT 是评估可疑急性 SAH 的首选方式。改良 Fisher 分级是基于 CT 上的 SAH 量，而 SAH 量

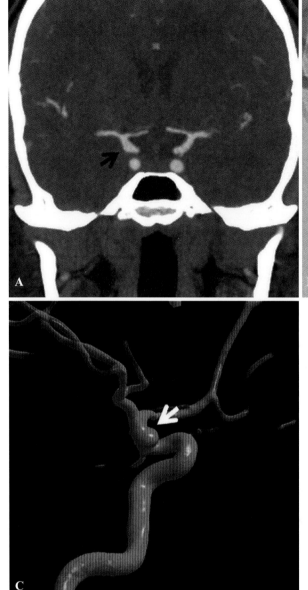

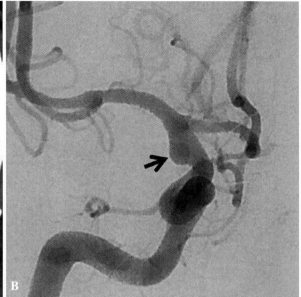

▲ 图 8-15　血疱样动脉瘤

A. 冠状位 CTA 显示右侧床突上 ICA 一宽基底瘤样突起（箭）；B. DSA 显示相似病变；C. 3D 旋转成像较好地显示了右侧 ICA 上表面血疱样动脉瘤

与血管痉挛发生率紧密相关（表 8-2）[14]。较早的研究显示在小部分 SAH 患者头颅 CT 平扫可能表现为阴性。然而，近年来更多的研究显示，从头痛发作开始的 6h 内，头颅平扫 CT 甚至对少量的 SAH 具有较高的敏感性 [15]。临床高度怀疑 SAH 并且 CT 阴性的患者，应进行腰椎穿刺术，对于无法清除的持续流动的血性脑脊液应高度怀疑 SAH。另外，脑脊液出现黄变征象，表明脑脊液中血红蛋白分解产生胆红素，这比脑脊液中高红细胞计数更具有确定性 [16]。

SAH 患者在动脉瘤破裂后可出现多种并发症。再出血是其中最常见的并发症之一，24h 内发生率为 4%，2 周内为 20%，6 个月为 50% [17]。高达 20% 的动脉瘤性 SAH 的患者合并急性脑积水，并且需要紧急脑室穿刺引流脑脊液。另一个的特征性表现是"心脏顿抑"，可能是由于颅内出血导致过量儿茶酚胺释放引起。特征性的射血分数减少、室壁运动异常与心肌缺血的心电图不匹配有助于做出诊断。心脏顿抑的多为暂时性，永久性损伤较为罕见 [18]。

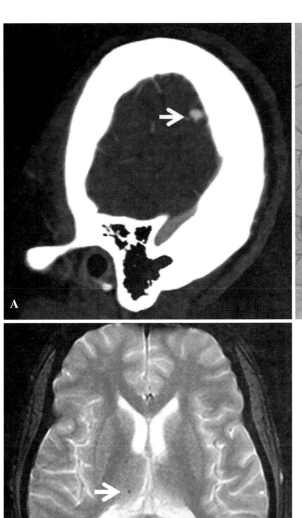

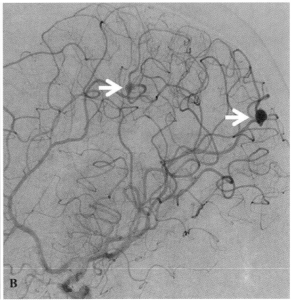

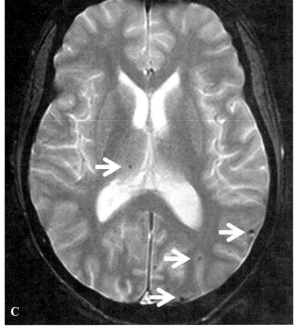

▲ 图 8-16　感染性动脉瘤

一例既往静脉药物滥用史和心内膜炎病史患者，伴有左侧顶叶脑出血。A. 矢状位 CTA 显示左顶区动脉瘤。B. 左侧 ICA 注射 DSA 侧位显示动脉瘤起自左侧 MCA 远端（箭）。另有动脉瘤位于大脑前动脉远端（箭）。临床病史和动脉瘤位置符合感染型和霉菌型动脉瘤。C. 轴位 GRE MRI 显示多发的微出血灶，反映可能有其他脓毒性栓子

表 8-1　蛛网膜下腔出血的 Hunt & Hess 分级量表

分　级	临床描述
1	无症状或轻微头痛和轻微颈项强直
2	中度至重度头痛、颈强直，除颅神经麻痹外无神经功能障碍
3	困倦、意识模糊或轻度局灶性缺损
4	木僵、中度至重度偏瘫，以及可能的早期去大脑强直和植物状态
5	深昏迷、去大脑强直和濒死状态

表 8-2　用于在 CT 上量化 SAH 的 Fisher 量表系统

分级	临床描述
1	无 SAH 或脑室内出血（IVH）
2	弥漫性薄层 SAH（< 1mm）无血凝块
3	局部血凝块和（或）血肿层厚 > 1mm，无 IVH
4	弥漫性 SAH，合并 ICH 或 IVH

脑血管痉挛是动脉瘤性 SAH 的常见并发症，与显著致死率和致残率相关。受到颅内压骤升、动脉的机械性压迫和短效血管收缩素释放的共同作用，动脉瘤破裂后可立即发生早期血管痉挛[19]。迟发性血管痉挛和脑缺血通常发生在 SAH 后 3~14 天，即使进行最大限度的抗血管痉挛治疗，也可能导致卒中或死亡。它可能是由于脑动脉内血液分解产物的暴露以及随后的血管平滑肌功能改变引起的。在接受血管造影的 SAH 患者中，2/3 的患者在成像时显示血管痉挛的证据，称之为无症状性血管痉挛。约 1/3 的患者表现为症状性血管痉挛，如新发的神经功能障碍。1/3 的症状性血管痉挛患者死于脑梗死，另外 1/3 患者会遗留明显的神经系统后遗症[20]。

所有 SAH 患者均应每日行经颅多普勒检查（TCD）来密切监测血管痉挛。当 TCD 显示流速增加时，应考虑行 CTA /CT 灌注成像（图 8-17）。非出血或脑积水导致的临床症状恶化可能是脑血管痉挛的征象。脑血管痉挛的医学治疗包括钙拮抗药和 3H 治疗（高血压、高血容量和血液稀释）。在患有严重的持续性神经功能障碍时，脑血管造影可以确认脑血管痉挛的存在，并且可以通过动脉内血管扩张术或球囊血管成形术进行治疗。

四、颅内动脉瘤影像学检查

由于 CTA 具有无创性，分辨率高和速度快的优势，其已成为紧急情况下评估可疑颅内动脉瘤的首选方式。尽管较早的研究发现单螺旋 CT 的敏感度较低，只有 69%，但最近更多的研究显示，CTA 具有更高的敏感性和特异性（85.5%~95%）[21, 22]。与数字减影血管造影（DSA）相比，CTA 的平均特异性为 96%~98%，敏感性为 96%~98%，假阴性率为 13%[23-25]。

导管血管造影被认为是诊断脑血管疾病和制订治疗计划的金标准。特别是 3D 旋转成像，在检测更小尺寸的动脉瘤（≤ 3mm）中比 DSA 更有优势。在特定的一些患者中，准确检测出这些动脉瘤可能会对治疗技术的选择以及后续影像学随访的频率和持续时间有一定的影响[26]。

3D 时间飞跃法（TOF）MR 血管成像（MRA）通常用于非急性情况下的动脉瘤检测。有染色体显性遗传病史的患者，如多囊肾病，或者家族中有两个患有颅内动脉瘤的直系亲属，均需要行 MRA 筛查颅内动脉瘤。MRA 的主要局限性是其对运动的敏感性，这使得在无法保持静止的 SAH 患者中使用具有挑战性。此外，与自旋饱和及血流相关的伪影可以在该序列上近似动脉瘤。最后，由于 MRA 的 T_1 序列特征，引起 T_1 信号延长的物质，如血肿，也可以近似脑动脉瘤。

在自发性 SAH 的患者中，约 15% 的患者血管造影阴性。非动脉瘤性中脑周围出血可能是其中一些病例的原因，这是排除性诊断。在动脉瘤破裂后早期的检查中，破裂的动脉瘤因为血栓形成或者被出血 / 血管痉挛所掩盖而在血管造影时不显影，但在后期可以通过复查发现（图 8-18）。

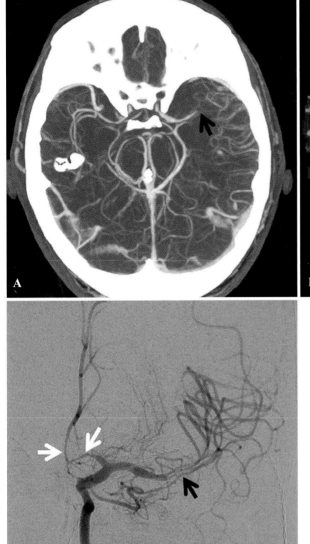

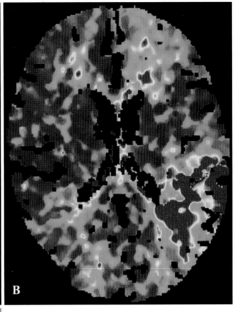

▲ 图 8-17　血管痉挛和迟发性脑缺血

一例 SAH 患者出现进展性右侧肢体无力，TCD 显示脑血容量升高。A. 轴位 CTA 显示弥漫性血管痉挛，左侧 M_1 远端痉挛较严重（箭）。B. CT 灌注成像显示左侧颞 / 顶部平均通过时间明显延长，提示梗死。C. 左侧 ICA 注射 DSA 正位显示左侧 M_1（黑箭）远端，左侧 A_1 远端和 A_2 近端（白箭）有严重的血管痉挛

其余可导致 SAH 的颅内疾病一般都可以通过血管造影检测出来。

五、处理

颅内动脉瘤的主要治疗方法包括开颅动脉瘤夹闭术、血管内治疗和保守观察。

（一）破裂动脉瘤

急性动脉瘤破裂导致 SAH 的患者需要早期处理破裂动脉瘤。血管内弹簧圈栓塞术已基本取代了神经外科开颅夹闭术成为一线治疗方法，这项技术是 1991 年由 Guglielmi 提出的 [27, 28]。多年来这项基本技术一直在不断发展更新，包括弹簧圈的改进、球囊辅助技术和支架辅助技术。弹簧圈栓塞术相较于夹闭术的优势首先是由国际蛛网膜下腔动脉瘤试验（International Subarachnoid Aneurysm Trial，ISAT）确定的 [29]，并在随后的随机临床试验中证实 [30]。Barrow 破裂动脉瘤试验虽然在统计学上效力不足，但提示弹簧圈栓塞

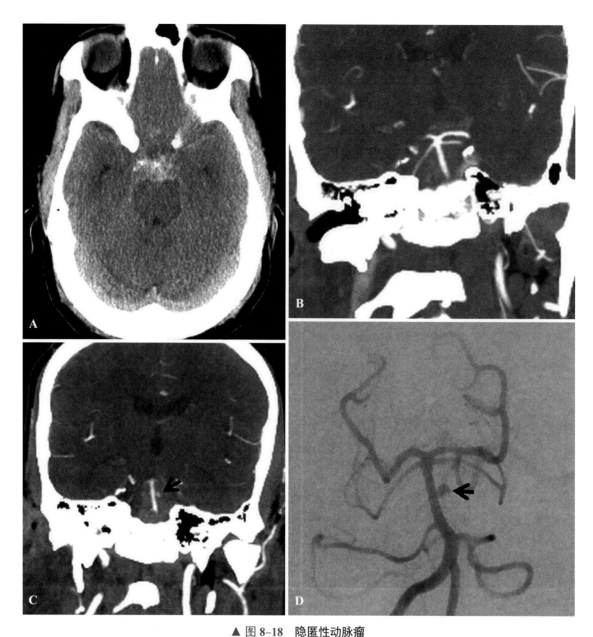

▲ 图 8-18　隐匿性动脉瘤

A. NCCT 显示中脑周围 SAH。B. 早期 CTA 显示动脉瘤阴性。DSA 同样阴性（未展示）。C. 随访复查冠状位 CTA 显示起自于基底动脉左侧壁的血疱样动脉瘤（箭）；D. 经 DSA 证实

术和夹闭术治疗前循环动脉瘤的结局几乎没有差异，但与夹闭术相比，弹簧圈栓塞术治疗后循环动脉瘤保持着优势[31]。

对于两种技术都适合的患者，尽管血管内治疗是首选方法，但对于宽颈或具有复杂分支血管的动脉瘤患者，会更能从显微外科夹闭术中获益。近几年，血流导向装置因其治愈率高，并发症少，已迅速成为许多大型或巨大型动脉瘤、宽颈动脉瘤的替代选择[32]。破裂动脉瘤的现代治疗应个体化综合考虑血管内治疗和外科夹闭。

（二）未破裂动脉瘤

随着无创影像学检查的有效性和敏感性不断提高，我们会在检查过程中发现许多偶发的颅内动脉瘤。这些动脉瘤大多数尺寸较小，而且不容易破裂。识别并治疗高风险动脉瘤至关重要，同

时避免了对那些破裂风险低的患者进行过度治疗。颅内动脉瘤发展史上最重要的数据来自于国际未破裂颅内动脉瘤研究（International Study of Unruptured Intracranial Aneurysm，ISUIA），其招募了 1692 名受试者，第 1 组 1077 名受试者，其没有 SAH 病史；第 2 组 615 受试者，既往有 SAH 史，并且伴有颅内动脉瘤。研究结果表明动脉瘤的大小和位置是预测动脉瘤破裂的指标。在两组受试者中，前循环动脉瘤（< 7mm）5 年累积破裂风险分别为 0% 和 1.5%，而后循环动脉瘤破裂风险分别为 2.5% 和 3.4%[33]。

六、治疗后随访

颅内动脉瘤在血管内治疗后的影像学复发并不少见，复发率为 14.7%～33.6%，但通常不会带来严重的临床后果[34]。在 ISAT 平均随访 4 年中，显示的年再次破裂风险为 0.2%[29]。弹簧圈栓塞术相比于夹闭术具有更高的复发率。首次治疗后动脉瘤复发的最佳预测因素为动脉瘤解剖

（瘤颈 > 4mm，直径 > 10mm）和动脉瘤残余[35]。

基于血管造影可以将术后动脉瘤分为三级[34, 36]。"完全"指动脉瘤 100% 闭塞；"残余瘤颈或瘤颈残余"表示动脉壁原有缺损的任何部分持续显影，但动脉瘤囊不显影；"残余动脉瘤或不完全闭塞"是指动脉瘤囊的显影。

传统上，DSA 是动脉瘤治疗后随访的主要影像学手段，但由于其有创性和操作风险性，CTA 和 MRA 已经越来越多地用于动脉瘤治疗后的随访。CTA 主要是用于再出血或其他急性神经系统疾病，但弹簧圈和瘤夹产生的伪影会影响其检测小型复发的灵敏度。在许多实际应用中，MRA 是动脉瘤治疗后常规随访的首选方式。在用于检测弹簧圈栓塞后动脉瘤残留时，对比增强（CE）MRA 的成像效果已证明至少等同于 DSA。而在弹簧圈内的对比填充显影上，CE MRA 的成像比 DSA 更清晰[37]。非增强 TOF 和 CE MRA 序列在分辨弹簧圈栓塞动脉瘤闭塞或残余上同样有效。然而，CE MRA 具有更少的伪影，在显示动脉瘤残余方面优于 TOF MRA（图 8-19）[38]。

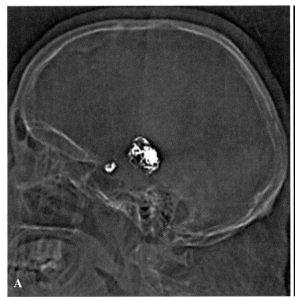
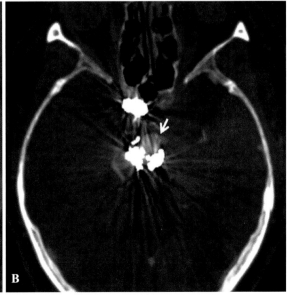

▲ 图 8-19 栓塞术后复发动脉瘤

患者既往突发头痛伴无力后行颅内动脉瘤栓塞术。A. 头颅侧位 CT 显示位于基底动脉和床突上 ICA 的弹簧圈栓塞影，均显示致密填塞。B. 轴位 CTA 抑制像显示基底动脉瘤囊复发（箭）

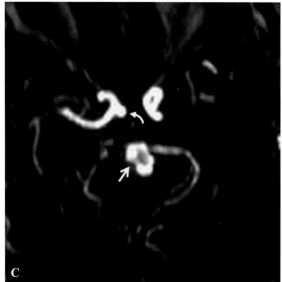

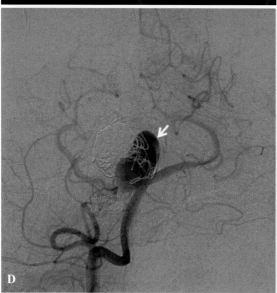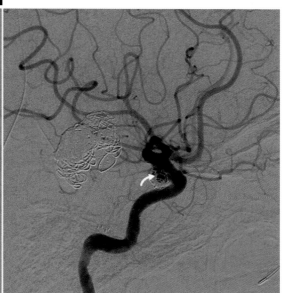

◀ 图 8-19（续） 栓塞术后复发动脉瘤

C. CE MRA 可以更清楚地显示基底动脉瘤的填塞情况（箭）。右侧 P-comm 动脉瘤也有复发（弯箭），但在CTA 上受伪影影响不能清楚地观察到。D. DSA 证实了 MRA 的结果

参考文献

[1] Brisman JL, Song JK, Newell DW. Cerebral aneurysms. N Engl J Med. 2006;355:928–39.

[2] Shapiro M, Becske T, Riina HA, Raz E, Zumofen D, Jafar JJ, Huang PP, Nelson PK. Toward an endovascular internal carotid artery classification system. Am J Neuroradiol. 2014;35:230–6.

[3] Kobayashi S, Kyoshima K, Gibo H, Hegde SA, Takemae T, Sugita K. Carotid cave aneurysms of the internal carotid artery. J Neurosurg. 1989;70:216–21.

[4] Biondi A. Trunkal intracranial aneurysms: dissecting and fusiform aneurysms. https://doi.org/10.1016/j.nic.2006.05.006.

[5] Del Brutto VJ, Ortiz JG, Biller J. Intracranial arterial dolichoectasia. Front Neurol. 2017;8 https://doi.org/10.3389/fneur.2017.00344.

[6] Ogawa A, Suzuki M, Ogasawara K. Aneurysms at nonbranching sites in the supraclinoid portion of the internal carotid artery: internal carotid artery trunk aneurysms. Neurosurgery.

2000;47:578–86.

[7] Gaughen JR, Raghavan P, Jensen ME, Hasan D, Pfeffer AN, Evans AJ. Utility of CT angiography in the identification and characterization of supraclinoid internal carotid. Am J Neuroradiol. 2010;31:640–4.

[8] Rouchaud A, Brinjikji W, Cloft HJ, Kallmes DF. Endovascular treatment of ruptured blister–like aneurysms: a systematic review and meta-analysis with focus on deconstructive versus reconstructive and flow–diverter treatments. Am J Neuroradiol. 2015;36:2331–9.

[9] Ducruet AF, Hickman ZL, Zacharia BE, Narula R, Grobelny BT, Gorski J, Connolly ES. Intracranial infectious aneurysms: a comprehensive review. Neurosurg Rev. 2010;33:37–45.

[10] Bonneville F, Sourour N, Biondi A. Intracranial aneurysms: an overview. Neuroimaging Clin N Am. 2006;16:371–82.

[11] Zhao B, Yin R, Lanzino G, Kallmes DF, Cloft HJ, Brinjikji W.

Endovascular coiling of wide-neck and wide-neck bifurcation aneurysms: a systematic review and meta-analysis. Am J Neuroradiol. 2016;37:1700-5.

[12] Juvela S. Minor leak before rupture of an intracranial aneurysm and subarachnoid hemorrhage of unknown etiology. Neurosurgery. 1992;30:7-11.

[13] Hunt WE, Hess RM. Surgical risk as related to time of intervention in the repair of intracranial aneurysms. J Neurosurg. 1968;28:14-20.

[14] Fisher CM, Kistler JP, Davis JM. Relation of cerebral vasospasm to subarachnoid hemorrhage visualized by computerized tomographic scanning. Neurosurgery. 1980;6: 1-9.

[15] Rabinstein AA, Lanzino G. Aneurysmal subarachnoid hemorrhage: unanswered questions. Neurosurg Clin N Am. 2018;29:255-62.

[16] Edlow JA, Caplan LR. Avoiding pitfalls in the diagnosis of subarachnoid hemorrhage. N Engl J Med. 2000;342:29-36.

[17] Eskesen V, Rosenørn J, Schmidt K. The impact of rebleeding on the life time probabilities of different outcomes in patients with ruptured intracranial aneurysms. A theoretical evaluation. Acta Neurochir (Wien). 1988;95:99-101.

[18] Jain R, Deveikis J, Thompson BG. Management of patients with stunned myocardium associated with subarachnoid hemorrhage. AJNR Am J Neuroradiol. 2004;25:126-9.

[19] Byrne JV. Tutorials in endovascular neurosurgery and interventional neuroradiology. Tutorials Endovasc Neurosurg Interv Neuroradiol. 2017; https://doi.org/10.1007/978-3-319-54835-7.

[20] Achrol AS, Steinberg GK. Personalized medicine in cerebrovascular neurosurgery: precision neurosurgical management of cerebral aneurysms and subarachnoid hemorrhage. Front Surg. 2016;3https://doi.org/10.3389/fsurg.2016.00034.

[21] Wintermark M, Uske A, Chalaron M, Regli L, Maeder P, Meuli R, Schnyder P, Binaghi S. Multislice computerized tomography angiography in the evaluation of intracranial aneurysms: a comparison with intraarterial digital subtraction angiography. J Neurosurg. 2003;98:828-36.

[22] Dammert S, Krings T, Ueffing E, Hans FJ, Willmes K, Mull M, Thron A. Detection of intracranial aneurysms with multislice CT: comparison with conventional angiography. Neuroradiology. 2004;46:427-34.

[23] Mckinney AM, Palmer CS, Truwit CL, Karagulle A, Teksam M. Detection of aneurysms by 64-section multidetector CT angiography in patients acutely suspected of having an intracranial aneurysm and comparison with digital subtraction and 3D rotational angiography. Am J Neuroradiol. 2008;29:594-602.

[24] Hacein-Bey L, Provenzale JM. Current imaging assessment and treatment of intracranial aneurysms. Am J Roentgenol. 2011;196:32-44.

[25] Heit JJ, Pastena GT, Nogueira RG, Yoo AJ, Leslie-Mazwi TM, Hirsch JA, Rabinov JD. Cerebral angiography for evaluation of patients with CT angiogram-negative subarachnoid hemorrhage: an 11-year experience. Am J Neuroradiol.

2016;37:297-304.

[26] Van Rooij WJ, Sprengers ME, De Gast AN, Peluso JPP, Sluzewski M. 3D rotational angiography: the new gold standard in the detection of additional intracranial aneurysms. In: Am J Neuroradiol; 2008. p. 976-9.

[27] Guglielmi G, Vinuela F, Sepetka I, Macellari V. Electrothrombosis of saccular aneurysms via endovascular approach. Part 1: electrochemical basis, technique, and experimental results. J Neurosurg. 1991;75:1-7.

[28] Guglielmi G, Vinuela F, Dion J, Duckwiler G. Electrothrombosis of saccular aneurysms via endovascular approach. Part 2: preliminary clinical experience. J Neurosurg. 1991;75:8-14.

[29] Molyneux A, Kerr R, Stratton I, Sandercock P, Clarke M, Shrimpton J, Holman R. International Subarachnoid Aneurysm Trial (ISAT) of neurosurgical clipping versus endovascular coiling in 2143 patients with ruptured intracranial aneurysms: a randomised trial. Lancet. 2002;360:1267-74.

[30] Cognard C, Pierot L, Anxionnat R, Ricolfi F. Results of embolization used as the first treatment choice in a consecutive nonselected population of ruptured aneurysms: clinical results of the clarity GDC study. Neurosurgery. 2011;69:837-42.

[31] Spetzler RF, McDougall CG, Zabramski JM, Albuquerque FC, Hills NK, Russin JJ, Partovi S, Nakaji P, Wallace RC. The barrow ruptured aneurysm trial: 6-year results. J Neurosurg. 2015;123:609-17.

[32] Dmytriw AA, Phan K, Moore JM, Pereira VM, Krings T, Thomas AJ. On flow diversion: the changing landscape of intracerebral aneurysm management. Am J Neuroradiol. 2019;40:591-600.

[33] Wiebers DO. Unruptured intracranial aneurysms: natural history, clinical outcome, and risks of surgical and endovascular treatment. Lancet. 2003;362:103-10.

[34] Raymond J, Guilbert F, Weill A, Georganos SA, Juravsky L, Lambert A, Lamoureux J, Chagnon M, Roy D. Long-term angiographic recurrences after selective endovascular treatment of aneurysms with detachable coils. Stroke. 2003;34:1398-403.

[35] Ries T, Siemonsen S, Thomalla G, Grzyska U, Zeumer H, Fiehler J. Long-term follow-up of cerebral aneurysms after endovascular therapy-prediction and outcome of retreatment. Am J Neuroradiol. 2007;28:1755-61.

[36] Murayama Y, Nien YL, Duckwiler G, Gobin YP, Jahan R, Frazee J, Martin N, Viñuela F. Guglielmi detachable coil embolization of cerebral aneurysms: 11 years' experience. J Neurosurg. 2003;98:959-66.

[37] Agid R, Willinsky RA, Lee SK, TerBrugge KG, Farb RI. Characterization of aneurysm remnants after endovascular treatment: contrast-enhanced MR angiography versus catheter digital subtraction angiography. Am J Neuroradiol. 2008;29:1570-4.

[38] Anzalone N, Scomazzoni F, Cirillo M, Righi C, Simionato F, Cadioli M, Iadanza A, Kirchin MA, Scotti G. Follow-up of coiled cerebral aneurysms at 3T: comparison of 3D time-of-flight MR angiography and contrast-enhanced MR angiography. Am J Neuroradiol. 2008;29:1530-6.

第9章 脑血管畸形
Cerebral Vascular Malformations

Seyed Mohammad Gharavi　Yang Tang **著**　　刘校盟　宋晓磊 **译**

一、动静脉畸形（AVM）

（一）定义

脑动静脉畸形（arteriovenous malformation，AVM）或软脑膜 AVM 是一团异常的血管（畸形血管团），它直接连接着动脉和静脉，没有规则的中间毛细血管床。AVM 可能是先天性病变，发生率为 0.02%～0.2%。大多数动静脉畸形是散发性的，尽管罕见病例与遗传性出血性血管扩张症（Osler-Weber-Rendu）和 Wyburn-Mason 综合征等遗传综合征有关。AVM 最常见的临床表现是自发性颅内出血（每年发生风险为 2%～4%）。其他临床表现包括癫痫、头痛、脑积水和局灶性或弥漫性神经功能障碍[1, 2]。AVM 的诊断标准包括存在致密或弥漫性的畸形血管团，以及在血管造影的动脉期发现的动静脉分流或引流静脉早期显影[1]。

（二）供血动脉和引流静脉

对于浅表或皮质 AVM，动脉供血通常来自软脑膜动脉（大脑前动脉、中动脉、后动脉的分支），引流静脉通过皮质静脉。对于深部和脑室 AVM，动脉供血通常来自于穿支动脉（豆纹动脉和丘脑穿动脉）或脉络膜（前、中、后外侧）动脉，静脉引流通过深静脉系统（大脑内静脉、Rosenthal 基底静脉和直窦）。在较大的病变中可以看到脑膜动脉募集。

（三）合并动脉瘤

AVM 的患者常合并动脉瘤。动脉瘤可起自于畸形血管团或供血动脉蒂。这些通常是出血的主要部位，在治疗 AVM 之前，可以通过栓塞或外科结扎来治疗。假性动脉瘤也可以在破裂处形成。在血管造影上，假性动脉瘤被定义为在急性血肿边缘的不规则外溢。其他动脉瘤位于远离病灶的供血动脉被认为与血流量增加有关。这些与血流相关的动脉瘤会缩小，甚至在 AVM 闭塞后消失[3]。

（四）分级

Spetzler-Martin（SM）分级系统被用于预测 AVM 手术治疗的风险，基于以下三个特征：①病灶大小，1～3cm（1 分）、3～6cm（2 分）和＞6cm（3 分）；②位置，功能区（1 分）vs. 非功能区（0 分）；③静脉引流，深部（1 分）vs. 浅部（0 分）。根据分级系统的得分总和，AVM 可分为低级别（Ⅰ级和Ⅱ级）、中级（Ⅲ级）和高级（Ⅳ、Ⅴ和Ⅵ级），并与手术风险相关。Ⅵ级病变基本上不能手术[4]。

（五）影像学评估

非对比 CT（NCCT）是诊断 AVM 急性颅内出血的首选方法。有时可在 NCCT 上看到病灶内迂曲的血管或斑点状钙化。除非出血，AVM 通常不会引起占位效应；但事实上，由于胶质增生或含铁血黄素沉着，它可能会导致邻近脑实质的体积损失。出血多为实质内出血，较少发生蛛网膜下腔或脑室内出血。

CTA 是在急诊条件下诊断 AVM 的首选方法。AVM 的特征主要有可通过 CTA 识别的增大的供血动脉、畸形血管团、血流或畸形血管团相关的动脉瘤、引流静脉和静脉曲张（图 9-1 和图 9-2）。某些提示出血风险高的血管造影特征包括有曾出血的证据，存在畸形血管团动脉瘤，静脉狭窄或扩张，深静脉引流，单静脉引流，深部或位于后颅窝 [1]。

微小 AVM 和不明显的动静脉分流在 CTA 上很难被发现。在有出血的情况下，畸形血管团可能受血肿压迫，从而影响小病灶的发现。导管血管造影对于描绘详尽的 AVM 血管构筑和制订介入计划是至关重要的（图 9-3）。

MRI/MRA 对于 AVM 筛查或随访是一种很好的方法，但在紧急情况下不常规使用。MRI 可以检测不同阶段的血液成分。例如，慢性血肿的含铁血黄素可以很容易地在梯度回波（GRE）序列上看到。相比于 CT，由 AVM 的盗血现象或水池分流效应导致的邻近脑实质内胶质增生则在磁共振成像（MRI）上显示得更好。异常血管在 T_2 序列上表现为团状或簇状的流空影，在增强序列上表现为强化（图 9-4）。此外，MRI 能更准确地显示与病灶相关的邻近脑结构的位置。时间分辨对比增强 MRA 联合 DSA 能很好地显示病灶大小和位置、动脉供血、静脉引流模式和 AVM 分级 [5]。虽然 DSA 仍然被认为是确定 AVM 闭塞的参考标准，但 MRI/MRA 常被用来评价放疗后 AVM 残余。残余的畸形血管团表现为残余的血流流空影，有持续的动脉供血和静脉引流。然而，对比增强并非特异性的，因为放射诱导的脑实质瘢痕也表现为强化。

（六）治疗

较高出血风险的 AVM 应考虑治疗。主要治疗方法包括手术切除和立体定向放射。尽管单纯栓塞后完全闭塞并不常见，但是血管内栓塞是外科手术和放射外科的有效辅助手段 [6, 7]。

手术切除的主要优点是成功率高，完全清除畸形血管团，并立即消除出血风险。患有其他基础病且 SM 评分高的老年患者不适合进行外科干预。即使是颅内出血，AVM 的手术切除也倾向于延迟进行，除非出血来源是相关的动脉瘤。在这种情况下，需要对动脉瘤进行紧急的显微外科或血管内治疗，以防止将来因压力增加而再次破裂。

立体定向放射外科（stereotactic radiation surgery，SRS）是对于手术难度大或中小尺寸 AVM 的一种可选择方法。最近，SRS 已被用于治疗 SM 高评分的 AVM。SRS 的主要缺点是放疗后需要一段等待期（数月至数年）才能完全清除病灶，在此期间患者仍然有出血的危险。放射治疗对伴有弥漫性病灶的 AVM 疗效较差。放射性损伤可作为并发症出现，并可进展为放射性坏死和囊肿形成。

对于未破裂的 AVM 且无其他血管造影危险因素的患者，保守治疗是一个合理的选择。未破裂脑动静脉畸形随机临床试验（ARUBA）表明，在预防未破裂 AVM 患者死亡或卒中方面，单纯的内科治疗优于内科治疗合并介入治疗，尽管以上结果存在很大争议 [8]。

（七）鉴别诊断

AVM 的鉴别诊断有限，包括其他血管畸形，

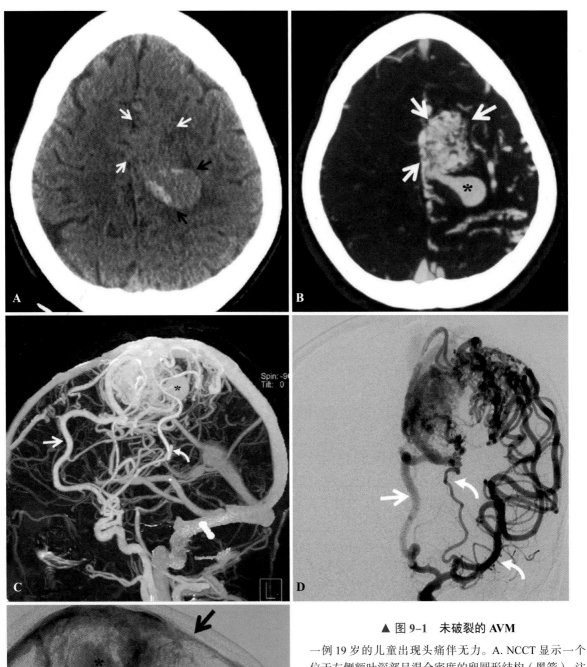

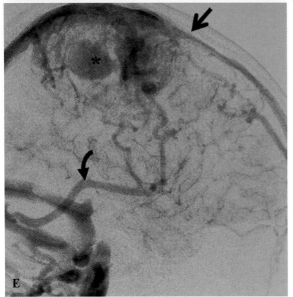

▲ 图 9-1 未破裂的 AVM

一例 19 岁的儿童出现头痛伴无力。A. NCCT 显示一个位于左侧额叶深部呈混合密度的卵圆形结构（黑箭）。注意前方的匍行结构（白箭），怀疑有潜在的血管畸形。B. CT 血管造影显示 AVM 畸形血管团（箭）。后方对比剂充盈的囊（*）代表一个巨大的巢状动脉瘤，与 NCCT 上的卵圆形结构相对应。C. 3D 重建 CTA 骨减影像显示来自 ACA（箭）和 MCA（弯箭）的增大的供血动脉。D. 前后位导管造影动脉早期显示左侧大脑半球弥漫性 AVM 畸形血管团，由 ACA（箭）和 MCA（弯箭）供血。E. 侧位静脉期更清楚地显示巨大的巢内动脉瘤（*）。静脉主要向上矢状窦（箭）引流，也向 Labbe 静脉（弯箭）引流。未发现明显的深静脉引流。Spetzler-Martin 评分为 3 分，包括血管巢的大小（3～6cm）（2 分）、功能区的皮质受累（1 分）和无深静脉引流（0 分）。巢状动脉瘤急诊用 Onyx 胶栓塞治疗，AVM 随后接受放射治疗

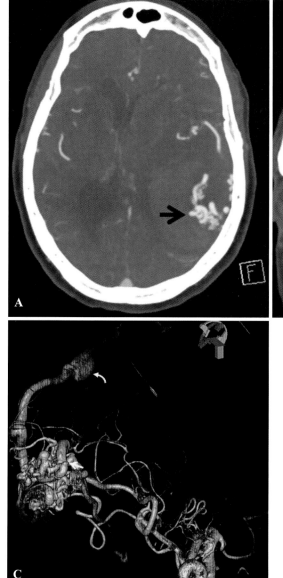

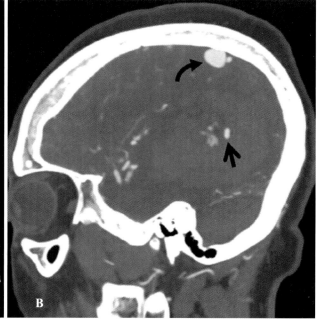

▲ 图 9-2　破裂的 AVM

A. 轴位 CTA 显示 AVM 破裂伴一个巢内动脉瘤（箭）；B. 矢状位 MIP 再次显示内部的动脉瘤是出血源，注意上矢状窦上方有一个静脉囊（弯箭）；C. 3D 旋转造影显示 AVM 主要由左侧 MCA 供血，伴随着浅表静脉引流至上矢状窦，注意巢内动脉瘤（箭），引流静脉多发性狭窄并伴有静脉囊（弯箭）

如动静脉瘘（arteriovenous fistula，AVF）、发育性静脉畸形（developmental venous anomaly，DVA）或罕见的脑增生性血管病。AVF 和 DVA 将在以下章节中讨论。脑增殖性血管病是一种罕见的血管畸形，不同于典型的 AVM。其特征性的影像学表现包括增生型病灶，正常脑实质分布于异常血管之间。通常整个脑叶甚至整个大脑半球都会受到影响。在脑血管造影中，动脉供血血管的大小往往正常或只是轻度扩张。动态影像上缺乏清晰的早期静脉引流是区别于典型 AVM 的关键[1]。

颅内肿瘤尤其是 GBM 可显示血管增生、AV 分流和瘤内出血。有时，很难将其与隐匿性 AVM 区分开来，尤其是在未进行 MRI 检查的情况下（图 9-5）[9]。

二、硬脑膜动静脉瘘（DAVF）

（一）定义

硬脑膜动静脉瘘（dural arteriovenous fistula，DAVF）是指硬脑膜动脉与硬脑膜静脉窦、脑膜

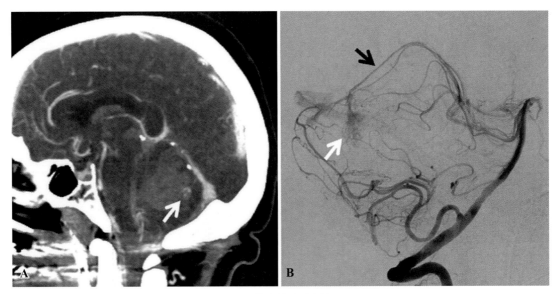

▲ 图 9-3 微小的小脑蚓部 AVM

一例患者表现为小脑出血。A. 矢状位 CTA 显示小脑蚓部有微小的异常血管簇（箭）；B. 右侧椎动脉注射导管造影侧位显示一个由小脑上动脉供血的小畸形血管团（白箭）

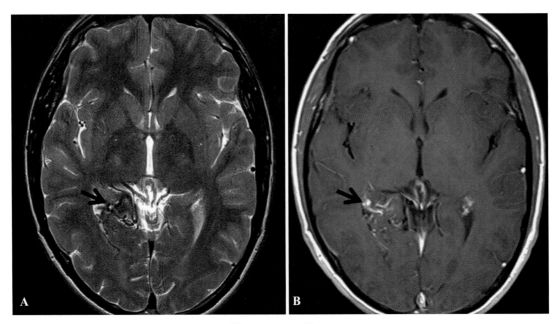

▲ 图 9-4 AVM 的 MRI

一例患者表现为癫痫发作。A. 轴位 T_2 MRI 显示右侧海马尾部有一簇异常的血流流空（箭）；B. 增强 T_1 序列呈匐行强化

静脉或皮质静脉之间的病理性分流。它们被认为是后天性病变，通常与既往头部外伤、脑外科手术、硬脑膜窦或皮质静脉血栓形成、感染、高凝状态和肿瘤相关。DAVF 与软脑膜 AVM 的区别在于其缺少畸形血管团并由硬脑膜动脉供血。它可以表现为各种症状，包括颅内出血（在高级病变中更常见），以及非出血性表现，如癫痫、痴呆、颅神经异常、搏动性耳鸣（横窦和乙状窦）、眼肌麻痹、眼球突出、球结膜水肿、眶后部疼痛或视力下降（海绵窦）[2, 10]。

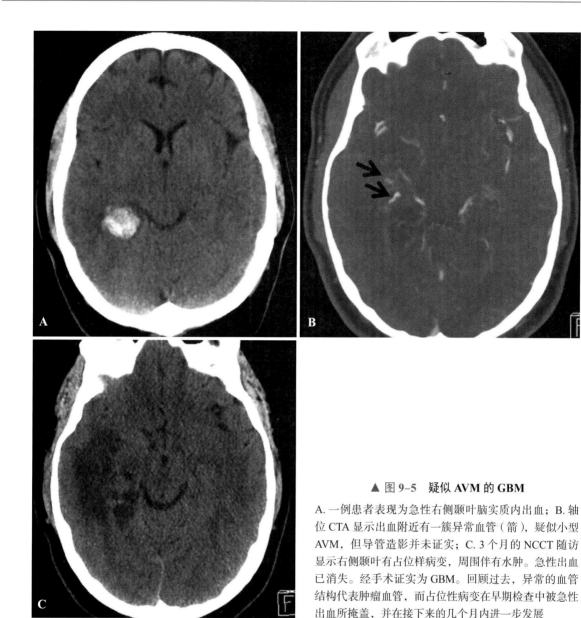

▲ 图 9-5　疑似 AVM 的 GBM

A. 一例患者表现为急性右侧颞叶脑实质内出血；B. 轴位 CTA 显示出血附近有一簇异常血管（箭），疑似小型 AVM，但导管造影并未证实；C. 3 个月的 NCCT 随访显示右侧颞叶有占位样病变，周围伴有水肿。急性出血已消失。经手术证实为 GBM。回顾过去，异常的血管结构代表肿瘤血管，而占位性病变在早期检查中被急性出血所掩盖，并在接下来的几个月内进一步发展

（二）分类

DAVF 的症状主要与正常脑静脉引流障碍和静脉高压有关。因此 DAVF 可根据 Cognard[11] 和 Borden[12] 分类（表 9-1 和表 9-2）。这些分类将缺乏皮质静脉引流（cortical venous drainage，CVD）且得分较低的 DAVF 认为是良性，出血风险较低，而存在 CVD 且评分较高的 DAVF 则被认为更具侵袭性，出血风险更高[10]。

表 9-1　Cognard 分类系统

分　型	定　义
I	局限于硬脑膜静脉窦壁内 正常顺行静脉引流
II A	局限于硬脑膜静脉窦内
II B	静脉直接引流至硬脑膜静脉窦伴静脉窦 / 皮质静脉反流
III	静脉直接引流至皮质静脉无扩张
IV	静脉直接引流至皮质静脉伴扩张
V	脊髓周围血管引流（与进展性脊髓病变密切相关）

表 9-2 Borden 分类系统

分 型	定 义
I	（良性）：引流至硬脑膜窦，无皮质静脉引流
II	（侵袭性）：引流至硬脑膜窦，然后向皮质静脉引流
III	（侵袭性）：直接向皮质静脉引流

DAVF 也可以根据引流位置进行分类。横窦 / 乙状窦是最常见的受累区，其次是海绵窦、上矢状窦、小脑幕、前颅窝 / 筛窦和枕大孔区。

（三）影像学

CTA 是急性期 DAVF 最常用的检测手段。CTA 上常见的表现包括不对称的硬脑膜窦强化、充盈的供血动脉、引流静脉、头皮静脉引流通路、大小异常和皮质静脉数目[13]。

在 MRI 上可以发现 DAVF 中受累硬脑膜窦附近的异常流空影、眼静脉充盈 / 眼球突出、皮质或髓质血管扩张、异常血管强化、静脉囊，以及继发于静脉高压的脑实质改变，如水肿或出血[14]。时间飞跃法 MRA 对 AVF 的评估价值有限，但可以显示静脉窦或皮质静脉有动脉化血流。对比增强、时间分辨 MRA 能提供动态信息，显示逆行性静脉引流或动静脉分流。DSA 仍然是描绘可疑 DAVF 的"金标准"（图 9-6 至图 9-8）。

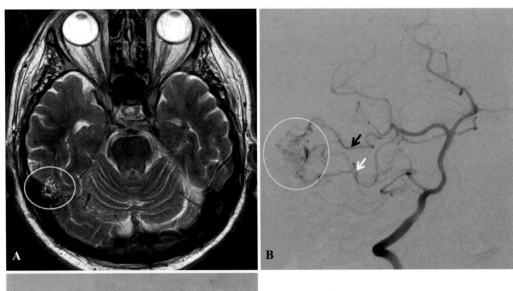

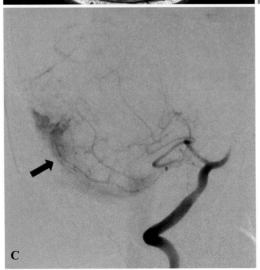

▲ 图 9-6 Borden Ⅰ型乙状窦 DAVF

一例患者突发头痛和耳鸣于 ER 就诊。A. 轴位 T₂ MRI 显示右侧颞叶有一簇异常的流空影，疑似血管畸形；B. 右侧椎动脉导管造影斜位动脉期显示由右侧 PCA 远端（黑箭）和 SCA（白箭）分支供血的动静脉瘘；C. 静脉期图像显示顺行引流至乙状窦，未见逆行性静脉引流，符合 Borden Ⅰ型

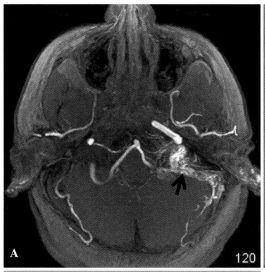

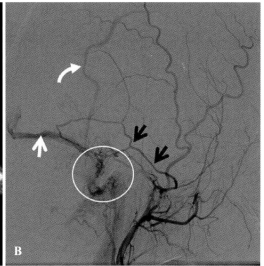

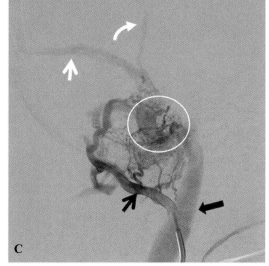

▲ 图 9-7 Borden Ⅱ 型乙状窦 DAVF

一例搏动性耳鸣患者。A. 轴位厚层 TOF MRA 显示左侧乙状窦及颈静脉球血流相关的异常强化，疑似 DAVF。B. 左侧 ECA 注射血管造影侧位显示左侧乙状窦和颈静脉近端（白圈）DAVF，脑膜中动脉（箭）供血旺盛。左侧横窦（白箭）和大的皮质静脉（弯箭）逆行性充盈。C. 选择性注射粗大的左侧枕动脉（黑箭）再次显示左侧乙状窦的瘘管（白圈），左侧横窦（白箭）和皮质静脉（白弯箭）逆行性充盈。颈内静脉顺行性引流（黑粗箭）。同时也有来自左侧椎动脉肌支和左侧 ICA 脑膜垂体干（未显示）的额外供血。存在皮质静脉引流，符合 Borden Ⅱ 型 DAVF

（四）治疗

治疗风险应始终与病变的自然病史和预期临床病程相权衡。高级别病变需要尽早治疗以避免出血。低级别病变可以保守治疗，除非它们引起无力症状。

DAVF 的主要治疗方法是血管内栓塞，可经动脉、静脉或联合入路。弹簧圈结合液体栓塞剂，如 Onyx 或 nBCA 用于 DAVF 栓塞。当血管内入路失败或不可行时，就需要手术。方法包括术中直接栓塞脑膜动脉或静脉，切除异常硬脑膜，静脉窦填塞，切断逆行的软脑膜静脉引流，硬脑膜窦骨骼化同时切断硬脑膜动脉供血。术前

动脉栓塞可降低手术并发症的风险。SRS 可用于手术或血管治疗失败的病例。放射后可能需要数月至数年的等待期后才能引起血栓形成和瘘管闭合。因此，对于出血风险较高的侵袭性病变，禁忌将 SRS 作为唯一的治疗方法[15]。

三、Galen 静脉瘤样畸形（VGAM）

Galen 静脉瘤样畸形（vein of galen aneurysmal malformation，VGAM）是一种罕见的位于颅内动脉和中线静脉囊之间的直接动静脉瘘，它代表 Markowski 胚胎前脑静脉[16]。主要供血动脉包括脉络膜前、后动脉及 ACA 的胼周分支。丘脑穿

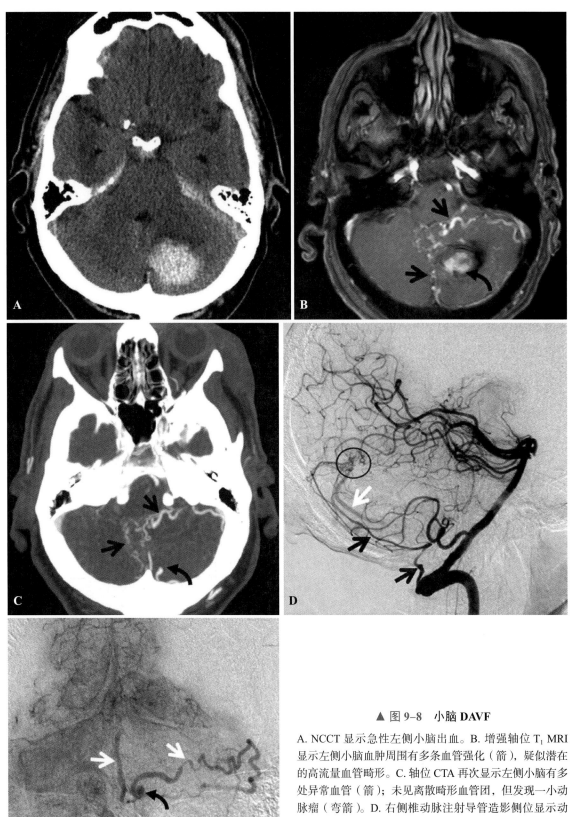

▲ 图 9-8 小脑 DAVF

A. NCCT 显示急性左侧小脑出血。B. 增强轴位 T_1 MRI 显示左侧小脑血肿周围有多条血管强化（箭），疑似潜在的高流量血管畸形。C. 轴位 CTA 再次显示左侧小脑有多处异常血管（箭）；未见离散畸形血管团，但发现一小动脉瘤（弯箭）。D. 右侧椎动脉注射导管造影侧位显示动脉期的右侧椎动脉的颅外肌支（黑箭），在窦汇区（白圈）供应 DAVF 伴有早期静脉引流（白箭）。E. 前后位显示实质期从窦汇至左侧小脑的皮质引流静脉（白箭）。注意同先前 CTA 所示的静脉瘤（弯箭）。以上符合 Borden Ⅱ型 DAVF

支和 PCA 的远端皮质支是常见的二级供血血管。Galen 静脉瘤位于 Monro 前孔与大脑镰和小脑幕游离缘汇合处之间，通常由直窦和（或）永存镰状窦引流。VGAM 可分为脉络膜型和壁型。脉络膜型较常见（＞90%），常因多发性高流量瘘而致新生儿高输出量性心力衰竭[17]。

在超声上，VGAM 表现为低回声或无回声的中线结构伴多普勒血流湍流。在非增强 CT 上表现为四叠体池的高密度结构。在 CTA、MRI、MRA 和导管血管造影上表现为与扩张的直窦或胚胎型镰状窦相连的中线静脉曲张，在其中脑周围池和四叠体池中有多根动脉供血（图 9-9）。MRI 和 CT 也有助于勾勒相关的脑积水、出血、梗死和其他脑实质异常。瘘管分期栓塞是 VGAM 的标准治疗方法。

四、海绵状畸形（CM）

海绵状畸形（cavernous malformation，CM）在血管造影上是一种隐匿的、低流量的血管畸形，由大小不等的窦腔和海绵状间隙组成，其间不含有脑组织。它可以发生在大脑或脊髓的任何地方，是仅次于发育性静脉畸形的第二大血管畸形[18]。它们多是散发性病变，但在家族性多发性海绵状畸形综合征患者中可以是多发性病变（图 9-10）。这些病变通常无症状，但偶尔会引起出血或癫痫发作。

根据出血年龄和 MRI 表现，CM 可分为 4 种类型[19]。Ⅰ型有亚急性血液产物，T_1 和 T_2 序列高信号。Ⅱ型具有不同于时期的血液产物，表现为 T_1 和 T_2 序列混杂信号，边缘呈 T_2 序列低信号，为典型的"爆米花"样（图 9-11）。近期有急性或亚急性出血的病变可能表现为病灶周围水肿和不完整的含铁血黄素环。与一般脑实质血肿不同，其内部血液产物产生的 T_1 高信号可持续多年。Ⅲ型含慢性血液产物，在 MRI 上表现为 T_1 和 T_2 序列低信号。Ⅳ型为小病灶，T_2/GRE 序列上表现为点状微出血。大的病灶可能会显示强化或显示液-液水平。SWI 或 GRE 序列可显示与渗漏邻近组织有关的广泛局部含铁血黄素沉着。多发性、既往放射史，以及附近存在发育性静脉异常是鉴别海绵状畸形和相似病变的有用线索。

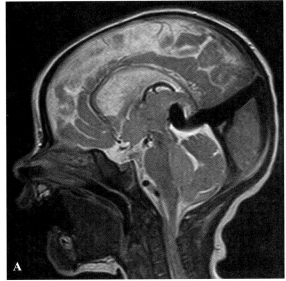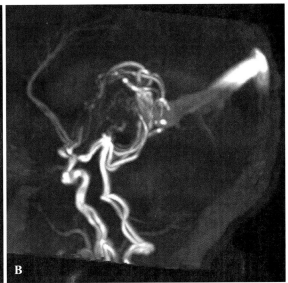

▲ 图 9-9　**Galen 静脉瘤样畸形**
A. 矢状位 T_2 像显示明显的 VGAM 引流至永存胚胎镰状窦；B. 3D 厚层 TOF MRA 显示由丘脑穿支和脉络膜后动脉分支供血的 VGAM 并引流至胚胎型镰状窦

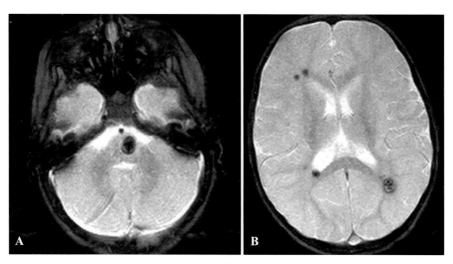

▲ 图 9-10 家族性海绵状血管瘤病

一例 2 岁脑桥出血患者。A. 轴位 GRE 序列显示脑桥出血性病变；B. 侧脑室水平的轴位
GRE 序列显示多个额外的微出血灶，符合家族性海绵状血管瘤

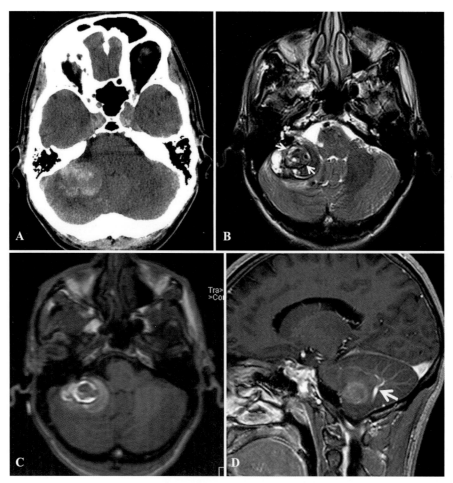

▲ 图 9-11 伴有 DVA 的海绵状血管畸形

A. NCCT 显示右侧小脑出血。B 和 C. 轴位 T_2 和 T_1MRI 显示右侧小脑实质内血肿，T_2 和 T_1
信号不均。注意血肿内伴含铁血黄素环的卵圆形病变，提示海绵状血管畸形是出血的来源。
D. 增强矢状位 MPRAGE 显示血肿后方发育性静脉异常（箭）

五、发育性静脉异常（DVA）

发育性静脉异常（developmental venous anomaly，DVA）是由一组径向聚集的髓质静脉组成，并向心引流至集合静脉。这些病变据推测是在胎儿期发育正常深静脉或浅静脉发育之前形成的。它们通常伴有其他血管畸形，尤其是海绵状畸形。

DVA 通常为影像学偶然发现。CTA、强化 MRI 或常规血管造影通常表现为特征性的"水母头"或"反伞"征，代表髓质静脉引流至集合静脉。在常规血管造影中，DVA 出现在静脉期，而没有动脉期强化[20]。

DVA 本身很少有症状。如果在血肿附近见 DVA，则合并的海绵状血管畸形通常是出血的来源，应予以治疗（图 9-11）。血栓形成的 DAV 偶尔可引起静脉性梗死（图 9-12）。DVA 无须治疗，应避免手术切除。

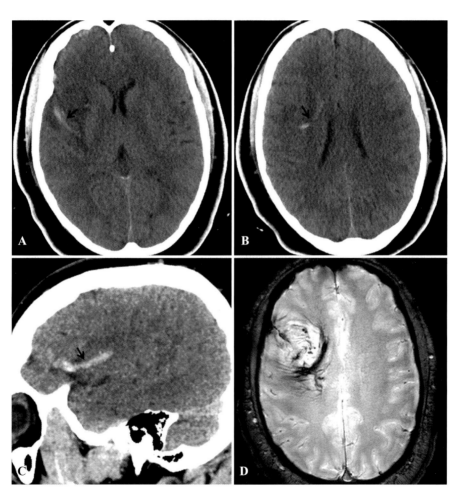

▲ 图 9-12 血栓化的 DVA

一例表现为癫痫发作的患者。A. NCCT 显示右侧额叶和岛叶水肿。可见高密度的管状结构伴水肿。B 和 C. 更上层的轴位和矢状位 NCCT 像更好地显示了这种结构的走行（箭），很可能是血栓化的经皮质的 DVA 集合静脉，吻合于大脑中浅静脉和深静脉系统之间。D. 轴位 GRE 序列显示水肿 / 静脉梗死区多发扩张的髓质静脉属支

参考文献

[1] Geibprasert S, Pongpech S, Jiarakongmun P, Shroff MM, Armstrong DC, Krings T. Radiologic assessment of brain arteriovenous malformations: what clinicians need to know. Radiographics. 2010;30:483–501.

[2] Mossa–Basha M, Chen J, Gandhi D. Imaging of cerebral arteriovenous malformations and dural arteriovenous fistulas. Neurosurg Clin N Am. 2012;23:27–42.

[3] Bradac GB. Cerebral angiography: normal anatomy and vascular pathology: Berlin, Heidelberg: Springer–Verlag; 2011.

[4] Spetzler RF, Martin NA. A proposed grading system for arteriovenous malformations. J Neurosurg. 1986;65:476–83.

[5] Taschner CA, Gieseke J, Le Thuc V, Rachdi H, Reyns N, Gauvrit JY, Leclerc X. Intracranial arteriovenous malformation: time–resolved contrast–enhanced MR angiography with combination of parallel imaging, keyhole acquisition, and k–space sampling techniques at 1.5 T. Radiology. 2008;246:871–9.

[6] Brain arteriovenous malformations – UpToDate. Accessed 31 Jan. 2020.

[7] Kalani MYS, Albuquerque FC, Fiorella D, McDougall CG. Endovascular treatment of cerebral arteriovenous malformations. Neuroimaging Clin N Am. 2013;23:605–24.

[8] Mohr JP, Parides MK, Stapf C, et al. Medical management with or without interventional therapy for unruptured brain arteriovenous malformations (ARUBA): a multicentre, non–blinded, randomised trial. Lancet. 2014;383:614–21.

[9] Khanna A, Venteicher AS, Walcott BP, Kahle KT, Mordes DA, William CM, Ghogawala Z, Ogilvy CS. Glioblastoma mimicking an arteriovenous malformation. Front Neurol. 2013;4 https://doi. org/10.3389/fneur.2013.00144.

[10] Gandhi D, Chen J, Pearl M, Huang J, Gemmete JJ, Kathuria S. Intracranial dural arteriovenous fistulas: classification, imaging findings, and treatment. Am J Neuroradiol. 2012;33:1007–13.

[11] Cognard C, Gobin YP, Pierot L, Bailly AL, Houdart E, Casasco A, Chiras J, Merland JJ. Cerebral dural arteriovenous fistulas: clinical and angiographic correlation with a revised classification of venous drainage. Radiology. 1995;194:671–80.

[12] Borden JA, Wu JK, Shucart WA. A proposed classification for spinal and cranial dural arteriovenous fistulous malformations and implications for treatment. J Neurosurg. 1995;82:166–79.

[13] Narvid J, Do HM, Blevins NH, Fischbein NJ. CT angiography as a screening tool for dural arteriovenous fistula in patients with pulsatile tinnitus: feasibility and test characteristics. Am J Neuroradiol. 2011;32:446–53.

[14] Kwon BJ, Han MH, Kang H–S, Chang K–H. MR imaging findings of intracranial dural arteriovenous fistulas: relations with venous drainage patterns. AJNR Am J Neuroradiol. 2005;26:2500–7.

[15] Jabbour P, Tjoumakaris S, Chalouhi N, Randazzo C, Gonzalez LF, Dumont A, Rosenwasser R. Endovascular treatment of cerebral dural and pial arteriovenous fistulas. Neuroimaging Clin N Am. 2013;23:625–36.

[16] Raybaud CA, Strother CM, Hald JK. Aneurysms of the vein of Galen: embryonic considerations and anatomical features relating to the pathogenesis of the malformation. Neuroradiology. 1989;31:109–28.

[17] Bukhari S, AlSugair F, Bhattacharya J, Nicolas–Jilwan M. Vein of Galen aneurysmal malformations: an overview for the diagnostic neuroradiologist. Neurographics. 2019;9:264–72.

[18] Batra S, Lin D, Recinos PF, Zhang J, Rigamonti D. Cavernous malformations: natural history, diagnosis and treatment. Nat Rev Neurol. 2009;5:659–70.

[19] Zabramski JM, Wascher TM, Spetzler RF, Johnson B, Golfinos J, Drayer BP, Brown B, Rigamonti D, Brown G. The natural history of familial cavernous malformations: results of an ongoing study. J Neurosurg. 1994;80:422–32.

[20] Lee M, Kim MS. Image findings in brain developmental venous anomalies. J Cerebrovasc Endovasc Neurosurg. 2012;14:37.

第 10 章 头颈部血管急症
Vascular Emergency of the Head and Neck

Yang Tang **著** 郑 军 卓亚玉 孙 思 **译**

一、颈外动脉外伤性损伤

颈外动脉（external carotid artery，ECA）及其分支的损伤可能发生在面部或颈部钝化或穿透性外伤之后。虽然不合并卒中，但 ECA 的损伤可导致危及生命的迅速失血、低血容量休克和气道损伤。ECA 的损伤经常被忽视，因为针对头颈部外伤筛查时，CTA 的关注点主要在颈内动脉（ICA）和椎动脉上。因此在头颈部外伤时，人们应该高度警惕 ECA 的损伤，并熟悉 ECA 的解剖结构。与 ICA 损伤相似，在高质量的 CTA 上可以很好地显示 ECA 损伤，包括血管轮廓不规则、血管夹层、假性动脉瘤、闭塞、截断和动静脉瘘（图 10-1 和图 10-2）。采集静脉期图像有利于检测活动性出血，因为其在延迟图像中会更明显。经血管内栓塞是控制出血的可选方案。

二、医源性血管损伤

术中血管损伤是头颈部手术中令人恐怖的并发症。例如，可能生在扁桃体切除术后出现舌动脉和面动脉损伤（图 10-3）。功能性内镜鼻窦手术后出血经常与蝶腭动脉或筛前动脉的损伤有关。蝶腭动脉是进入蝶腭孔前上颌动脉的终末分支，向鼻中隔、鼻甲和鼻腔外侧壁供血。该动脉

的损伤可能导致大量鼻衄（图 10-4）[1]。筛前动脉是眼动脉的一个分支，向部分鼻窦和鼻腔供血。当筛前动脉意外损伤时，由于横断血管回缩至眼眶内，可导致眶内血肿迅速扩大，常需从眶外入路修补[1]。

颈内动脉很少在经鼻蝶垂体瘤手术、经鼻内镜颅骨手术及功能性内镜鼻窦手术中损伤，但却是可导致迅速出血、脑缺血和死亡的最灾难性的并发症。

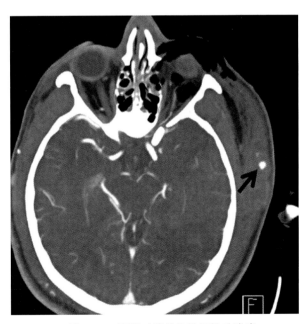

▲ **图 10-1 颞浅动脉外伤性假性动脉瘤**
一例钝性面部损伤患者表现为左侧头皮血肿扩大。轴位 CTA 显示左侧颞浅动脉局灶性假性动脉瘤（箭）

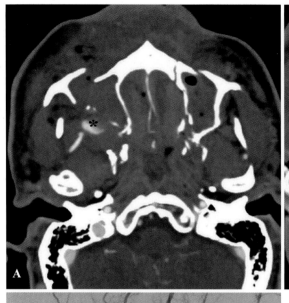

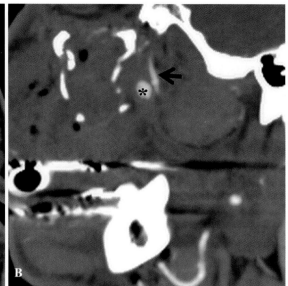

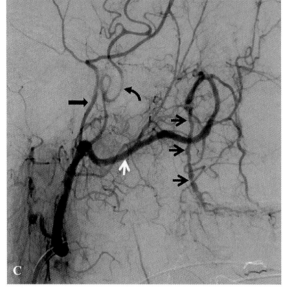

▲ 图 10-2　上颌动脉外伤性损伤

一例外伤患者伴双侧 LeFort 3 型骨折和难以控制的鼻衄。A. 轴位 CTA 显示右侧上颌窦骨折后方有活动性出血（*）。B. 矢状位 CTA 显示出血邻近腭降动脉（箭），上颌动脉的一个终末分支。C. 选择性颈外动脉注射造影显示，明显的血管轮廓不规则和腭降动脉（箭）的多灶性狭窄，符合外伤性损伤。该患者成功栓塞治疗。上颌动脉（白箭）、脑膜中动脉（黑箭）和颞浅动脉（弯箭）

需要注意的是，鼻旁窦和颅底的一些发育变异可能使患者面临更高的血管损伤风险，因此应在术前成像中发现。例如，筛前切迹上方眶上筛窦气房气化使筛前动脉在筛窦内自由行进，从而有手术损伤的风险。覆盖颈动脉管的骨性裂开、偏离的蝶窦中隔附着于颈动脉管，以及蝶窦广泛的侧方气化增加了颈内动脉医源性损伤的风险[2]。

血管损伤可导致术后立即或延迟出血。如填塞、电灼无法控制或反复即刻出血，应行急诊导管血管造影和血管内治疗。横断面成像可能会延误抢救性治疗，因此不适用。对于较轻或延迟的术后出血，CTA 可用于评估损伤部位和程度，并为血管内或外科干预提供指导。

三、头颈部感染的血管并发症

头颈部感染，如扁桃体炎、鼻窦炎、耳源性和牙源性感染是急诊入院的常见病因，尽管它们大多数为良性病程；但有时严重的感染会变得难以治疗，并导致血管、颅内或全身并发症。

急性血管侵袭性真菌鼻窦炎是头颈部最致命的感染形式。它可以影响控制不良的糖尿病患者

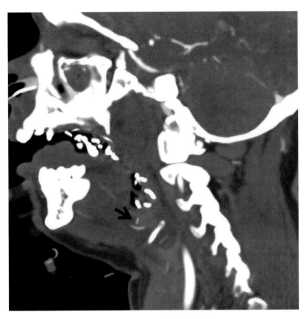

▲ 图 10-3 舌动脉损伤

一例扁桃体切除术后口咽出血患者。CTA 显示舌动脉附近有活动性渗出（箭）。注意口咽内的出血和填充物

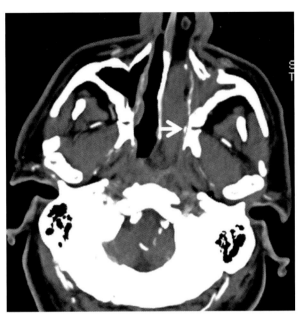

▲ 图 10-4 蝶腭动脉损伤

一例患者行内镜下息肉切除术后出现鼻衄。CTA 显示蝶腭孔内侧有活动性渗出（箭），符合蝶腭动脉损伤

（结合菌病），或免疫功能低下的严重中性粒细胞减少患者，如血液恶性肿瘤、全身化疗或骨髓移植患者（曲霉菌病）。真菌能迅速扩散并侵入颅底和血管系统，导致海绵窦段 ICA 狭窄、闭塞、真菌性假性动脉瘤和海绵窦血栓性静脉炎（图10-5）。

控制不良的耳源性感染，如联合乳突炎或岩尖炎，也可扩散到邻近的血管系统，导致岩段 ICA 损害和横窦 / 乙状窦血栓形成（图 10-6）。

有时口咽部感染可引起颈内静脉及其属支的脓毒性血栓静脉炎，进而引起全身性脓毒性栓塞（Lemierre 综合征）（图 10-7）。

四、头颈部肿瘤的血管并发症

头颈部高级别恶性肿瘤可以压迫或浸润相邻的血管。缺血性卒中可能是这些患者的早期表现（图 10-8）。

头颈部癌症最令人恐惧和威胁生命的并发症是所谓的颈动脉爆裂综合征。它可以累及颈总动脉、颈内动脉或颈外动脉及其分支（图 10-9 和图 10-10）。主要危险因素包括大范围手术、放疗、肿瘤复发、伤口破裂或皮咽管瘘伴感染、动脉外露。分为受威胁期、濒临期和活动期。血管成像可表现为管腔不规则、假性动脉瘤、对比剂外渗或动静脉瘘。在血流动力学稳定的患者中，CTA 通常是首选的成像方式。它提供了血管异常和腔外软组织病理学信息，并有助于制订治疗计划。DSA 是影像学参考标准，血管内栓塞或支架植入可同期进行[3]。

与头颈部恶性肿瘤相比，良性肿瘤（如副神经节瘤）很少出现紧急症状，尽管它们有时被用来评估颈部肿块或被偶然发现。青少年鼻咽血管纤维瘤（juvenile nasopharyngeal angiofibroma，JNA）是一种罕见的良性肿瘤，几乎只见于年轻男性，通常伴有鼻出血和鼻塞。它起源于蝶腭孔，通常延伸至翼腭窝、颞下咀嚼肌间隙、鼻腔和鼻咽，有时可向颅内延伸至海绵窦和中颅窝（图 10-11）。由于肿瘤血管过多，通常需要术前栓塞以减少手术切除时出血。

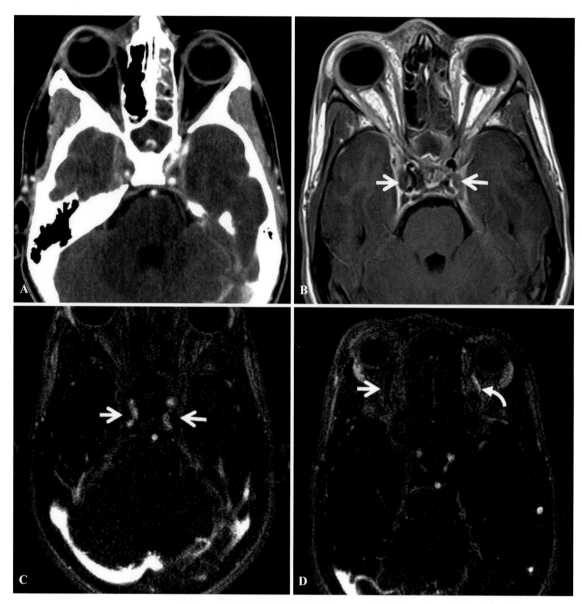

▲ 图 10-5　鼻窦炎继发的海绵窦和眼上静脉血栓

一例白血病患儿化疗时出现头痛和右眼肿胀。A. 增强 CT 显示蝶窦和左侧筛窦气房液体混浊，符合急性鼻窦炎。双侧海绵窦扩张，无强化，提示血栓形成。B. 增强 T_1 MRI 显示双侧海绵窦内充盈缺损（箭）。C. 3D 对比增强 MRV 显示海绵窦无强化（箭）。D. 与正常强化的左侧 SOV（弯箭）相比，右侧 SOV（箭）无强化，符合血栓形成

五、血管畸形

（一）颈动脉海绵窦瘘

颈 动 脉 海 绵 窦（carotid-cavernous fistula，CCF）是颈动脉与海绵窦之间的一种异常交通。分为四型（Barrow 等[4]）。

- A 型：颈内动脉与海绵窦直接交通。

- B 型：颈内动脉经脑膜支与海绵窦间接交通。

- C 型：颈外动脉经脑膜支与海绵窦间接交通。

- D 型：颈内动脉和颈外动脉均经脑膜支与海绵窦间接交通。

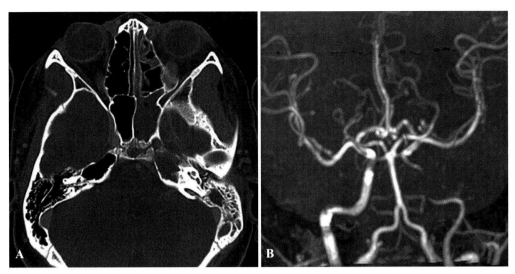

▲ 图 10-6　岩骨尖炎致颈内动脉狭窄

一例 10 岁患儿，伴有发热、耳痛和眼外肌麻痹。A. 增强 CT 显示左侧乳突、鼓室和岩尖混浊，符合急性乳突炎合并岩骨尖炎。左侧海绵窦膨胀，提示血栓形成。B. 3D TOF MRA 显示左侧颈内动脉重度狭窄，血流相关强化减弱

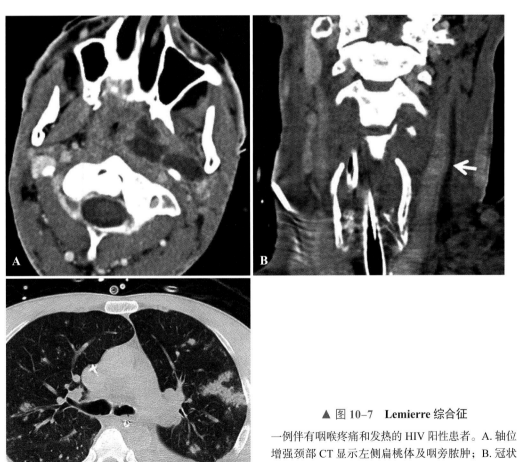

▲ 图 10-7　Lemierre 综合征

一例伴有咽喉疼痛和发热的 HIV 阳性患者。A. 轴位增强颈部 CT 显示左侧扁桃体及咽旁脓肿；B. 冠状位显示左侧颈内静脉血栓形成（箭）；C. 经肺尖水平的轴位图像显示多灶结节性浑浊 / 实变和左侧胸腔积液，提示左侧颈内静脉血栓性静脉炎导致脓毒性栓塞

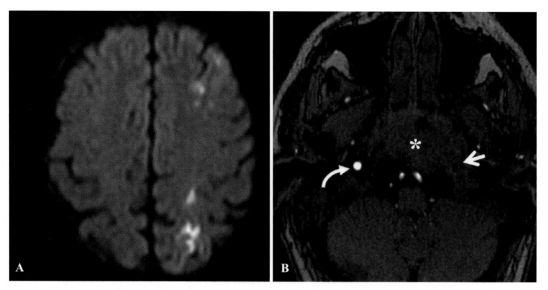

▲ 图 10-8 鼻咽癌伴左侧颈内动脉闭塞

一例急性左侧肢体无力的患者。A. DWI MRI 显示左侧大脑半球急性脑梗死呈分水岭分布；B. 3D TOF MRA 轴位像显示相较正常的右侧 ICA（弯箭），左侧 ICA 血流相关强化缺失（箭），注意鼻咽部肿物（＊），侵犯颅底，经活检证实为鼻咽癌

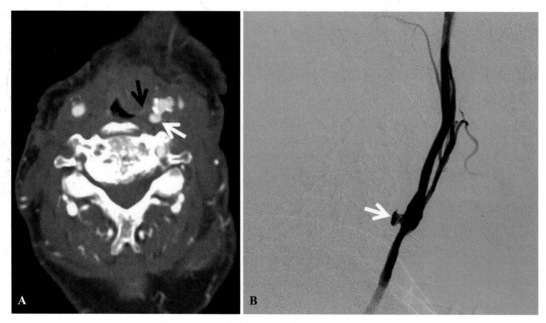

▲ 图 10-9 颈动脉爆裂综合征伴 ICA 假性动脉瘤

一例喉癌病史的患者，放化疗、全喉切除加双侧颈淋巴结清扫术后出现大量吐血。A. 颈部 CTA 显示左侧 ICA 起始部突向背侧的假性动脉瘤（白箭），毗邻皮咽瘘（黑箭）;B. 左侧 ICA 侧位 DSA 证实为假性动脉瘤（白箭），随后用支架闭塞

外伤性 CCF 是由于严重的头 / 面部外伤合并颅底骨折导致的 A 型高流量分流（图 10-12）。这种分流会导致静脉高压和海绵窦血液的反流，主要属支包括眼上 / 下静脉、蝶顶窦、Rosenthal 基底静脉、岩上 / 下窦、翼状静脉丛和斜坡静脉丛。常见症状包括颅内杂音、视物模糊、头痛、复视、眼痛、眼球突出和球结膜水肿等。有时也可出现脑出血或脑梗死。外伤急性期，CTA 是首

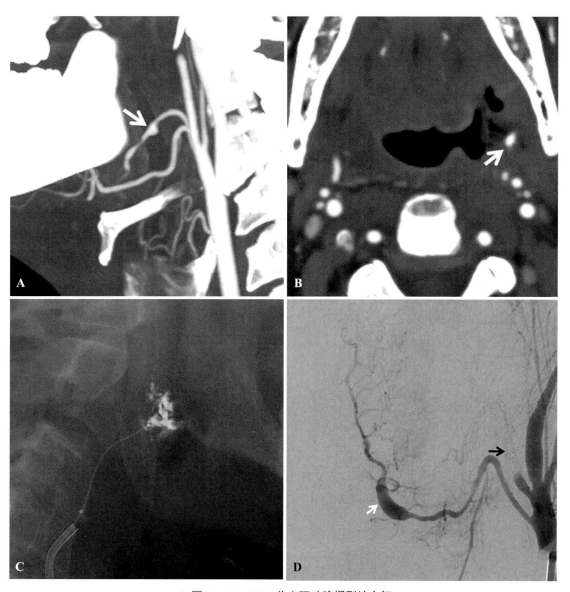

▲ 图 10-10　ECA 分支颈动脉爆裂综合征

一例左侧基底部舌癌放疗后的患者伴吐血。A. 矢状位 CTA MIP 像显示左侧面动脉假性动脉瘤（箭）；B. 轴位 CTA MIP 显示位于左侧舌根周围的治疗病灶内的假性动脉瘤（箭）；C. 选择性左侧面动脉 DSA 侧位显示活动性对比剂外渗；D. 左侧面动脉弹簧圈栓塞后（黑箭），左侧 ECA DSA 侧位显示左侧舌动脉（黑箭）的多灶轮廓不规则，并伴有梭形假性动脉瘤（白箭）。随后也使用弹簧圈栓塞治疗

选的检查方法，DSA 检查是诊断和制订治疗方案的金标准。外伤性 CCF 的影像学表现包括 ICA 直接损伤的证据，如颈内动脉夹层、截断或假性动脉瘤形成，可见的瘘口，海绵窦异常膨大，眼上 / 下静脉或面静脉扩张，皮质或深部引流静脉充血。

相对而言，多数间接型 CCF（B、C、D 三种类型）是低流量的，通常是自发性，常见于中年女性。通常间接型 CCF 临床表现比直接型 CCF 更隐匿，且症状轻。临床表现包括复视、球结膜水肿，眼球突出，巩膜外静脉扩张、视力减退、第 Ⅲ、Ⅳ 脑神经麻痹等。通常此类患者进行 MRI 和 MRA 检查，会出现较隐蔽的眼上静脉及海绵窦的异常充血和异常流空（图 10-13），可以经动脉或静脉进行血管内治疗 CCF。

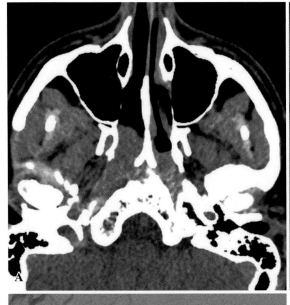

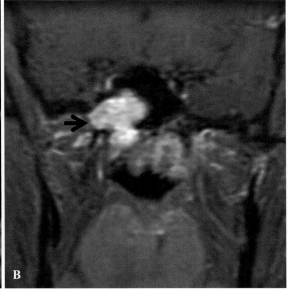

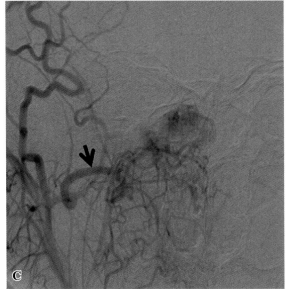

▲ 图 10-11　青少年鼻咽血管瘤

一例 9 岁患儿反复发作鼻衄。A. 轴位 CT 显示右侧鼻咽软组织肿块；B. 增强冠状位 MRI 显示右侧蝶窦和鼻咽部有一个肿块明显强化，通过蝶腭孔延伸至翼腭窝（箭）；C. 右侧 ECA 注射 DSA 前后位显示，富血管性肿块主要由上颌内动脉远端分支供血

（二）低流量眼眶血管病变

静脉曲张是一种低流量的眼眶血管病变，可急性发作，是自发性眼眶出血的最常见原因。通常发病年龄是 20—30 岁，男性的发病率与女性相同。大多数静脉曲张与静脉系统相沟通，在静脉压增高过程中扩张[5]。血栓性眶内静脉曲张患者通常伴有急性眶后疼痛和眼球突出。CT 显示眼眶高密度肿块。MRI 表现具有特征性，表现为与血液产物时期相对应的 T_1、T_2 信号强度不一的出血性眼眶肿块，增强可见周围强化[6]。有时也会见到与眼静脉和海绵窦的沟通（图 10-14）。

主要的鉴别诊断是眼眶淋巴管畸形伴出血引起的球结膜水肿。MRI 显示多种成分的眼眶肿块，分布在眶内和眶外。多个囊肿内不同时期出血产生的液 - 液平面通常具有诊断意义[5]。

（三）下颌骨血管畸形

下颌骨动静脉畸形（AVM）是一种罕见的病变，在牙科手术过程中可能会出现危及生命的出血。全景 X 线片和 CT 通常显示非特异性单房

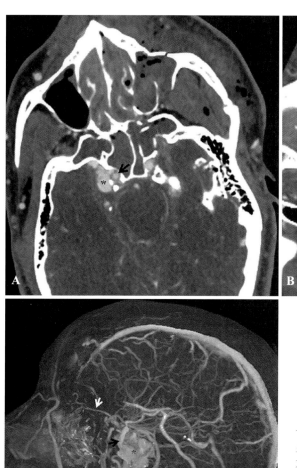

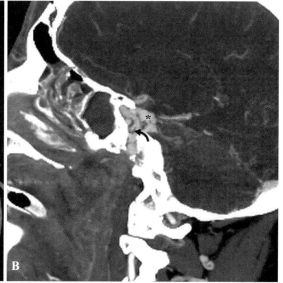

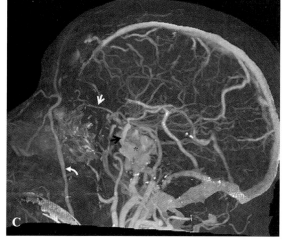

▲ 图 10-12 直接型颈动脉海绵窦瘘

一例多发面部和颅底骨折的外伤患者。A. 轴位 CTA 显示右侧颈内动脉海绵窦段狭窄（黑箭），右侧海绵窦不对称性膨胀（＊），符合颈动脉海绵窦瘘；B. 矢状位 CTA 显示 ICA 与海绵窦直接连通（弯箭）；C. 3D 重建骨减影显示右侧 ICA 轮廓不规则（黑箭），右侧海绵窦强化（＊），以及包括眼上静脉（白箭）和内眦面静脉（白色弯箭）在内的引流静脉充血

性或多房性溶骨病变，可能被误认为其他更常见的下颌骨囊性病变，如成釉细胞瘤、牙源性角化囊肿、动脉瘤性骨囊肿等。CTA 或 DSA 可以做出诊断并为治疗计划提供重要信息，包括供血动脉、引流静脉、流速和侧支循环（图 10-15）。治疗包括经动脉或直接穿刺栓塞和手术切除[7]。

六、颈动脉痛

颈动脉痛是一种特发性颈部疼痛综合征，合并颈动脉分叉部压痛。该病相对罕见，有报道急性颈部疼痛患者中发生率约为 2.8%，但这个数字可能被低估[8]。它是一种排除性的临床诊断，但

近年来包括 CT、MRI 和超声在内的影像学研究均一致显示，位于颈总动脉远端水平和颈动脉分叉水平中心有围绕症状性颈动脉的异常血管周围炎性组织。MRI 上，异常组织在 T_1 序列呈等或低信号，T_2 序列呈高信号，钆对比增强后明显强化（图 10-16）[9]。部分患者存在轻度颈动脉狭窄，但大部分患者血管管腔正常。颈动脉的其他部分正常。主要的鉴别诊断包括炎性血管炎、颈动脉夹层或早期动脉粥样硬化改变。最近，部分的临床放射学机构建议将一过性颈动脉周围炎综合征（TIPIC 综合征）取代颈动脉痛的名称[8]。该病治疗手段包括非甾体类抗炎药。

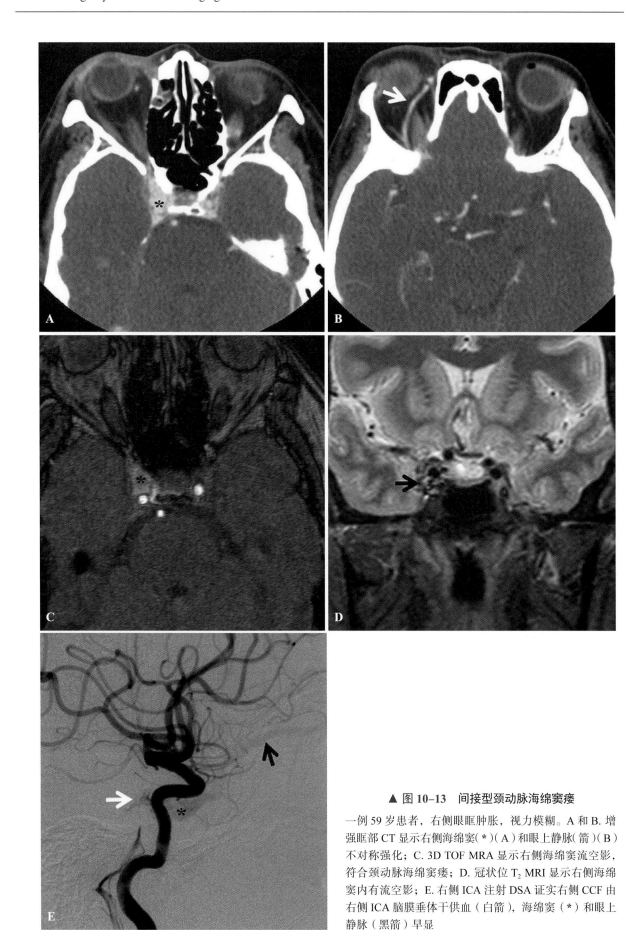

▲ 图 10-13 间接型颈动脉海绵窦瘘

一例 59 岁患者，右侧眼眶肿胀，视力模糊。A 和 B. 增强眶部 CT 显示右侧海绵窦（*）（A）和眼上静脉（箭）（B）不对称强化；C. 3D TOF MRA 显示右侧海绵窦流空影，符合颈动脉海绵窦瘘；D. 冠状位 T₂ MRI 显示右侧海绵窦内有流空影；E. 右侧 ICA 注射 DSA 证实右侧 CCF 由右侧 ICA 脑膜垂体干供血（白箭），海绵窦（*）和眼上静脉（黑箭）早显

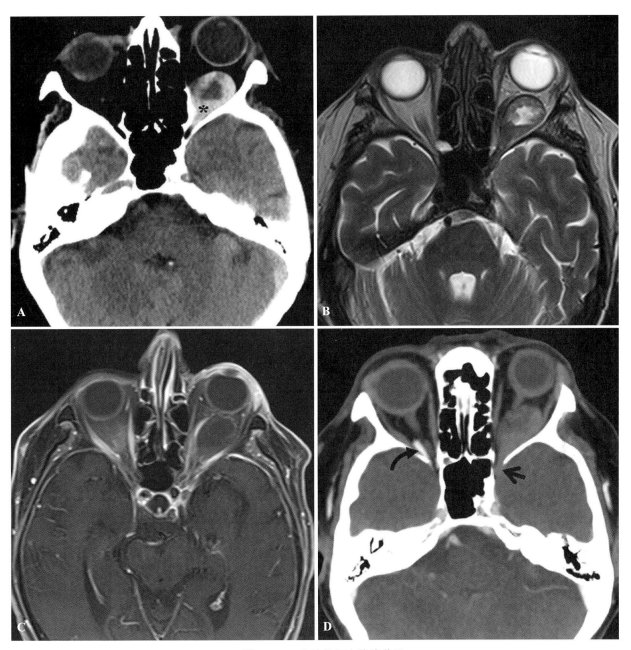

▲ 图 10-14　血栓性眶内静脉曲张

一例 79 岁老年患者突发复视和突眼。A. NCCT 显示左侧眶内肿块致视神经偏移。肿块周围高密度，CT 值测量为 70～80Hu，符合急性血栓。注意肿块内红细胞积压。B. 轴位 T_2 MRI 显示病灶周围低信号，符合血栓，红细胞积压，与 CT 结果一致。C. 轴位增强 T_1 显示无强化，排除肿瘤或海绵状血管瘤。D. CTA 没有显示动静脉畸形或动脉瘤。注意一个血管蒂向左侧海绵窦延伸。该表现最符合伴出血和部分血栓的静脉曲张。注意右侧眶内小的静脉曲张强化

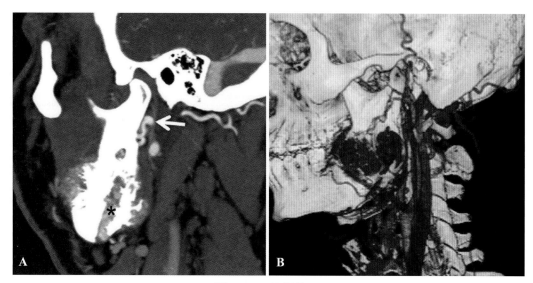

▲ 图 10-15 下颌骨 AVM

一例口腔术后出血患者。A. 矢状位 MIP CTA 显示左侧下颌支内有一溶解性富血管性肿块（★），主要由颌内动脉的下牙槽支供血；B. 3D 重建 CTA 图像证实 AVM

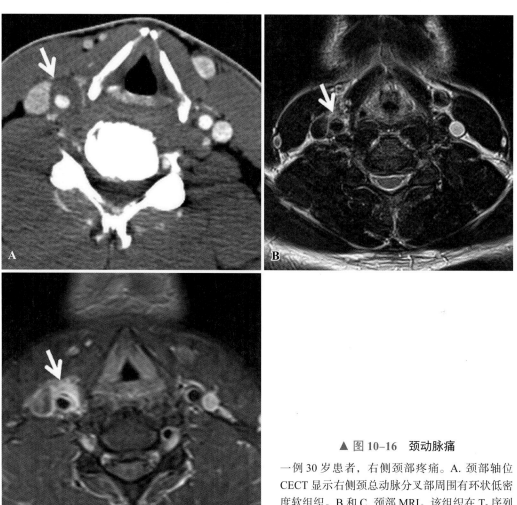

▲ 图 10-16 颈动脉痛

一例 30 岁患者，右侧颈部疼痛。A. 颈部轴位 CECT 显示右侧颈总动脉分叉部周围有环状低密度软组织。B 和 C. 颈部 MRI。该组织在 T_2 序列呈高信号（B），在 T_1 脂肪抑制像（C）上显示均匀强化。注意右侧颈总动脉被完好保留

参考文献

[1] Campbell RG. Sphenopalatine artery pseudoaneurysm after endoscopic sinus surgery: a case report and literature review. Ear Nose Throat J. 2012;91:E4. https://doi.org/10.1177/014556131209100215.

[2] Labruzzo SV, Aygun N, Zinreich SJ. Imaging of the paranasal sinuses: mitigation, identification, and workup of functional endoscopic surgery complications. Otolaryngol Clin N Am. 2015;48:805–15.

[3] Mazumdar A, Derdeyn CP, Holloway W, Moran CJ, Cross DWT. Update on endovascular management of the Carotid Blowout Syndrome. Neuroimaging Clin N Am. 2009;19:271–81.

[4] Barrow DL, Spector RH, Braun IF. Classification and treatment of spontaneous carotid–cavernous sinus fistulas. J Neurosurg. 1985;62(2):248–56.

[5] Smoker WRK, Gentry LR, Yee NK, Reede DL, Nerad JA. Vascular lesions of the orbit: more than meets the eye. Radiographics. 2008;28:185–204.

[6] Thrombosed orbital varix|Radiology Case|Radiopaedia.org. https:// radiopaedia.org/cases/thrombosed–orbital–varix–2. Accessed 21 Dec 2019.

[7] Fan XD, Su LX, Zheng JW, Zheng LZ, Zhang ZY. Ethanol embolization of arteriovenous malformations of the mandible. Am J Neuroradiol. 2009;30:1178–83.

[8] Lecler A, Obadia M, Savatovsky J, et al. TIPIC syndrome: beyond the myth of carotidynia, a new distinct unclassified entity. Am J Neuroradiol. 2017;38:1391–8.

[9] Burton BS, Syms MJ, Petermann GW, Burgess LPA. MR imaging of patients with carotidynia. Am J Neuroradiol. 2000;21:766–9.

第 11 章　脊髓血管病变
Spinal Vascular Diseases

Yang Tang **著**　　王　峰　孙建平　**译**

一、血管解剖

深入了解脊髓的血管解剖结构对于了解脊髓血管性疾病的病理生理和影像学表现至关重要。本章节对脊髓血管解剖结构进行简要介绍，更加详细的内容请参阅其他相关资料。

（一）动脉系统

脊髓前动脉（anterior spinal artery，ASA）由椎动脉颅内段发出降支形成；脊髓后动脉（posterior spinal arteries，PSA）有两条，同样起自于同侧椎动脉或小脑后下动脉。ASA 和 PSA 沿脊髓向下走行，并在不同的颈、胸、腰椎水平上接受多个节段动脉的汇合。

每一个节段动脉发出一个神经根分支以供应神经根。供应 ASA 的神经根动脉分支称为根髓动脉，而提供 PSA 的神经根分支称为根软膜动脉。在不同个体之间，根髓动脉和根软膜动脉的起源水平是可变的。在胸腰椎区域供应 ASA 的主要根髓动脉被称为 Adamkiewicz 动脉（AKA），通常出现在 $T_8 \sim L_3$，左侧较为多见[1]。

ASA 走行经过脊髓腹侧沟时发出数条沟联合动脉，穿透中央灰质并以离心式向外侧白质发出细小分支，供应包括脊髓前角、脊髓丘脑束和皮质脊髓束在内的脊髓前 2/3。两条 PSA 沿着脊髓的背侧沟下降，并向心式发出分支供应包括脊髓后索、背侧灰质，以及侧索后部在内的脊髓后 1/3[2]。

（二）静脉系统

脊髓的静脉引流复杂。简单而言，脊髓的固有静脉是指由外周指向浅表的外源性系统，该系统由纵向的脊髓前正中静脉和脊髓后静脉及冠状静脉丛吻合网组成[3]。与动脉不同，脊髓前、后静脉的引流方式没有固定模式。浅静脉在不同的水平汇入根髓静脉，并最终进入硬膜外静脉丛。值得注意的是，巨大的根髓静脉（great anterior radiculomedullary vein，GARV）作为引流前胸腰椎脊髓的最大静脉，在无创性脊髓血管成像静脉期时很容易被误认为 AKA[2]。

二、诊断方法

导管脊髓血管造影术（DSA）是明确脊髓血管解剖结构的金标准，并且是诊断脊髓血管畸形和术前制订手术计划中定位 AKA 最准确的方法。然而这是一种有创且耗时的操作，需要对所有供应脊髓的动脉进行超选，同时存在一定的并发症风险。

MRI 由于其对软组织的辨析程度较高，已被广泛用于评估各种脊髓疾病，包括疑似脊髓梗死或血管异常。过去，MRI 诊断主要基于脊髓的信号变化，而不能直接观察血管结构的异常变化。近年来，随着 MR 技术的发展，逐渐实现无创方式直接观察脊髓血管病变，主要技术包括具有 3D TOF 对比增强 MRA [4]，椭圆形中心编码对比增强 MRA [5]，高时间分辨率动态增强血管成像（TRICKS）[6] 和 3D 高分辨率 T$_2$ 序列 [7]。MRI/MRA 可以为脊髓血管的病变位置提供重要诊断信息，并可以为 DSA 检查提供指导。多平面重建（MPR），曲面重建（CPR）和最大投影密度像（MIP）等对于检测和分析供血动脉，引流静脉，AKA 的位置等至关重要。

CTA 也可用于评估脊髓血管疾病 [8, 9]，它的空间分辨率优于 MRA，可以将血管畸形与邻近的骨骼和软组织一起成像，这在制订治疗计划中尤为重要。但是，CTA 检查需要使用碘对比剂和高剂量的放射线，并且在评估脊髓和其他神经结构方面也非常有限，因此 CTA 不可能取代 MRA 作为脊髓血管成像的主要无创诊断方式。

三、脊髓梗死

脊髓梗死（spinal cord infarction，SCI）是一种破坏性神经系统疾病，是表现为急性发作脊髓病患者的重要鉴别诊断之一。虽然治疗选择有限，但与其他可治疗原因相鉴别至关重要。

SCI 的发生与许多危险因素有关。许多病例发生在术后，特别是在胸腹主动脉瘤或夹层修复术后。另外，心脏手术、脊髓减压、硬膜外注射、血管造影、神经阻滞、介入栓塞、其他血管手术和胸腔手术等也均有发生 [10]。其他的危险因素包括动脉硬化、系统性低血压/低灌注、血管炎、心脏栓塞、椎间盘突出的纤维软骨栓塞。部分病例甚至没有明确病因。

SCI 最常见的临床表现是脊髓前动脉（ASA）

综合征，患者通常表现为迅速进展的轻瘫或四肢瘫痪，并在 12～24h 内达到峰值。部分患者可能会在随后的几天内出现更多渐进性症状，包括温度和感觉减退，严重的背部/四肢疼痛，以及大小便功能障碍 [10]。

RI 首选的检查方式，其中 DWI 序列比 T$_2$ 序列对早期梗死的诊断更为敏感。在 MRI T$_2$ 序列上，急性脊髓梗死表现多种多样，包括"猫头鹰眼"征、"铅笔样"高信号、全灰征、横贯征、前内侧点征和前部 U/V 形。另外，增强 MRI 还可以在梗死区域看到不同程度的强化，特别是沿着灰质走行的线性头尾带 [11]。最后，值得一提的是，弥散受限并不仅限于脊髓梗死，还可以在其他急性脊髓病变中看到，例如特发性横贯性脊髓炎，脱髓鞘疾病（多发性硬化、ADEM 或 NMO）或其他炎性疾病，以及脊柱血管畸形。在少数 SCI 患者中还可以看到特异性的邻近椎体梗死。MRA 或其他血管成像可以显示胸腹动脉瘤/夹层、椎动脉夹层/闭塞、主髂动脉闭塞，以及可能导致脊髓梗死的其他血管病变（图 11-1）[11]。

四、脊髓血管畸形

目前，学术界存在多种脊髓血管畸形的分类方式 [12]。使用最广泛的分类方式如下 [13]。

- Ⅰ型：硬脊膜 AVF。
- Ⅱ型：髓内 AVM（伴有畸形血管团的球形 AVM）。
- Ⅲ型：硬脊膜内和硬脊膜外，变异型或未成熟型 AVM。
- Ⅳ型：硬脊膜内髓周 AVF。

其他类型的脊髓血管病变还包括脊髓动脉瘤、血管瘤和海绵状血管畸形。

（一）Ⅰ型：硬脊膜动静脉瘘

硬脊膜动静脉瘘（spinal dural av fistula，

SDAVF）是最常见的脊髓血管畸形，是进展型成年人脊髓病变的重要类型。该病好发于老年男性，大多数患者表现为进行性轻瘫、背部疼痛及大小便功能障碍。

SDAVF 的瘘管多位于神经根附近的硬脑膜壁层和脏层之间，由神经根动脉的硬脑膜分支供血，并向根髓静脉引流。动静脉引流导致根髓静脉动脉化，继而将压力传递至冠状静脉丛，引起静脉高压和脊髓充血，并最终导致脊髓梗死。它可以进一步分为 A 型（单支动脉供血）或 B 型（多支动脉供血）。

MRI T_2 序列上可显示脊髓水肿，蛛网膜下腔内可见扩张的静脉。注射钆对比剂后，在脊髓梗死区域可见强化，这提示预后不良。扩张的髓周

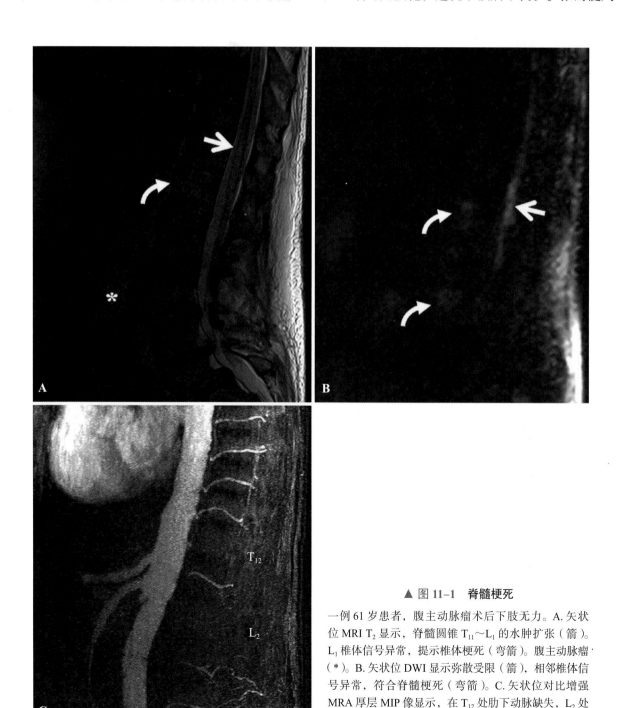

▲ 图 11-1 脊髓梗死

一例 61 岁患者，腹主动脉瘤术后下肢无力。A. 矢状位 MRI T_2 显示，脊髓圆锥 T_{11}～L_1 的水肿扩张（箭）。L_1 椎体信号异常，提示椎体梗死（弯箭）。腹主动脉瘤（＊）。B. 矢状位 DWI 显示弥散受限（箭），相邻椎体信号异常，符合脊髓梗死（弯箭）。C. 矢状位对比增强 MRA 厚层 MIP 像显示，在 T_{12} 处肋下动脉缺失，L_2 处腰动脉缺失

静脉和冠状静脉丛也被强化。对比增强和时间分辨 MRA 可以在 DSA 确诊前预测瘘管的水平（图 11-2）。

（二）Ⅱ型：髓内动静脉畸形

Ⅱ型髓内动静脉畸形是第二常见的脊髓血管畸形。与脑 AVM 相似，髓内 AVM 也是高流量病变，由脊髓前动脉或脊髓后动脉供血，并通过扩张的脊髓静脉引流，且多合并与血流有关的动脉瘤和静脉曲张。AVM 属于先天性病变，有时合并有 Klippel-Trenaunay-Weber 或 Osler-Weber-Rendu 综合征。大多数患者在 40 岁之前发病，表现为继发于髓内出血或蛛网膜下腔出血的急性脊髓病变。部分患者由于充血性脊髓病变和"盗

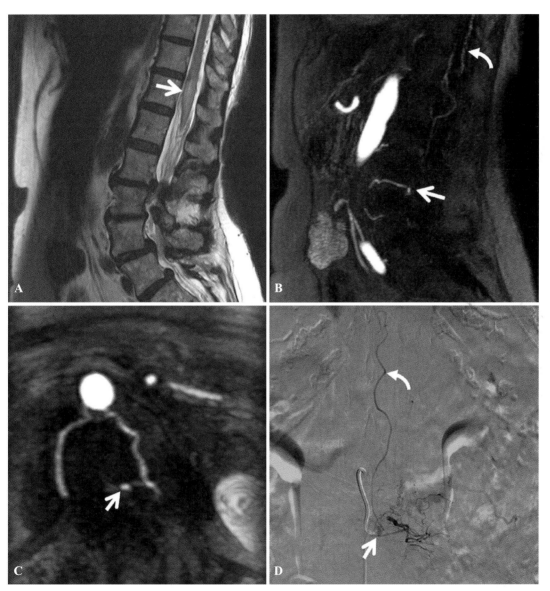

▲ 图 11-2　Ⅰ型硬脊膜动静脉瘘

一例 70 岁患者，间歇性跛行 6 个月。A. 矢状位腰椎 MRI T_2 显示，脊髓圆锥水肿扩张，提示严重的多发脊髓病变；B. 矢状位 3D MIP 对比强化 MRA 显示，脊髓表面静脉丛充血扩张（弯箭），注意左侧 L_3 神经孔异常强化灶疑似硬脊膜动静脉瘘；C. 轴位 MIP MRA 显示左侧 $L_3 \sim L_4$ 神经孔处异常强化灶（箭）；D. 左侧 L_3 腰动脉注射脊髓 DSA 显示，由在 $L_3 \sim L_4$ 神经根袖套处的左侧 L_3 根动脉（箭）供血的硬脊膜动静脉瘘，引流静脉增粗（弯箭）

血"现象而逐渐出现症状。MRI 是识别的最佳方法，一般表现为异常的髓内和髓周血流聚集，并伴有脊髓水肿和出血。导管血管造影检查可显示供血动脉和引流静脉，为进一步诊治提供参考（图 11-3）。

（三）Ⅲ型：硬膜脊内和硬脊膜外 AVM

Ⅲ型硬脊膜内和硬脊膜外 AVM（又名变异型或未成熟型 AVM）是一种罕见的先天性血管畸形，病变包括在同一节段处的脊髓、硬脊膜、椎体、肌肉组织和皮肤。如果病变涉及到所有这些组织，则称为 Cobb 综合征。MR 检查可以看到病变同时累及硬脊膜内和硬脊膜外区域。

（四）Ⅳ型：硬脊膜内髓周 AVF

Ⅳ型硬脊膜内髓周 AVF 是指脊髓外的一条脊髓动脉（脊髓前动脉或脊髓后动脉）与相应的引流静脉之间直接连接。根据大小和流量，将其进一步分为三个类型（A、B 和 C 型）。与 I 型 AVF 相比，髓周 AVF 通常在 40 岁之前出现急性

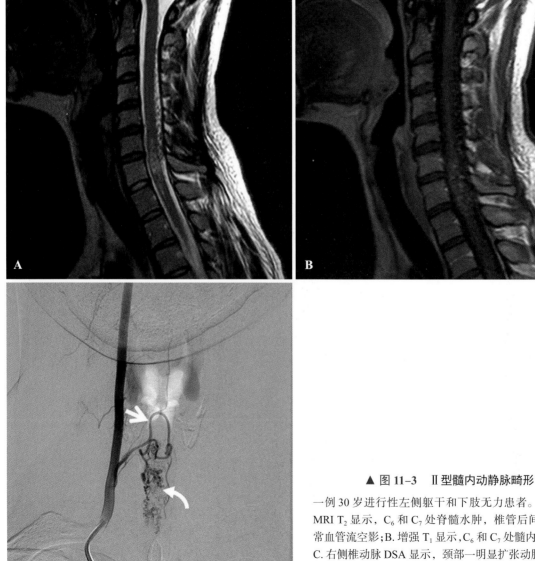

▲ 图 11-3　Ⅱ型髓内动静脉畸形

一例 30 岁进行性左侧躯干和下肢无力患者。A. 矢状位 MRI T_2 显示，C_6 和 C_7 处脊髓水肿，椎管后间隙存在异常血流流空影；B. 增强 T_1 显示，C_6 和 C_7 处髓内血管强化；C. 右侧椎动脉 DSA 显示，颈部一明显扩张动脉伴特征性的发夹弯（箭），向髓内畸形血管团供血（弯箭），符合 Ⅱ型脊髓 AVM

脊髓出血或隐匿性脊髓疾病。同样，MRI 检查可显示和其他类型的脊髓血管畸形类似的脊髓水肿和（或）出血，以及硬脊膜内蜿蜒迂曲的血管流空影，提示扩张的供血动脉和引流静脉，有时会看到由此导致的脊髓畸形。

五、脊髓海绵状血管畸形

海绵状血管畸形很少发生在脊髓中，其症状可以是由于急性大出血导致的突发神经功能障碍，或是继发于病灶内微出血的缓慢进展的神经功能障碍。海绵状血管畸形由致密的发育不良的血管组成，其间没有脊髓组织，周围是含铁血黄素和胶质增生。与颅内海绵状血管畸形相似，脊髓海绵状血管畸形在血管造影上是不显影的。MRI 上表现为清晰的病灶，梯度回波序列上有模糊的伪影，以及 T_1 和 T_2 序列的异常信号，可有不同程度的强化。病变周围存在含铁血黄素环，不完整的含铁血黄素环和周围水肿提示近期有脊髓出血（图 11-4）。

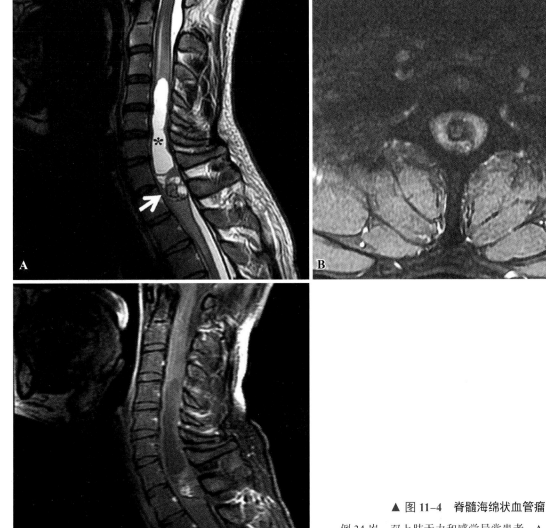

▲ 图 11-4 脊髓海绵状血管瘤

一例 34 岁，双上肢无力和感觉异常患者。A. 矢状位 MRI T_2 显示，C_7 和 T_1 多发囊性髓内肿块，在病变近端有长节段脊髓空洞；B. 轴位 GRE 显示病灶周围的出血环；C. 增强 T_1 序列显示该病变部分强化

六、脊髓血管母细胞瘤

血管母细胞瘤可以是散发的，也可以合并 von Hippel-Lindau（VHL）综合征。该病好发于小脑，少数发生于脊髓。MRI 是最好的诊断方法，其特征性表现是 T_2 序列上椎管内沿软脊膜表面分布的强化结节。当合并富血供肿瘤时可见多发的蛇形流空影，并常合并脊髓空洞。血管成像可以显示类似球形 AVM 的由髓内动脉供血的富血供肿块（图 11-5）。

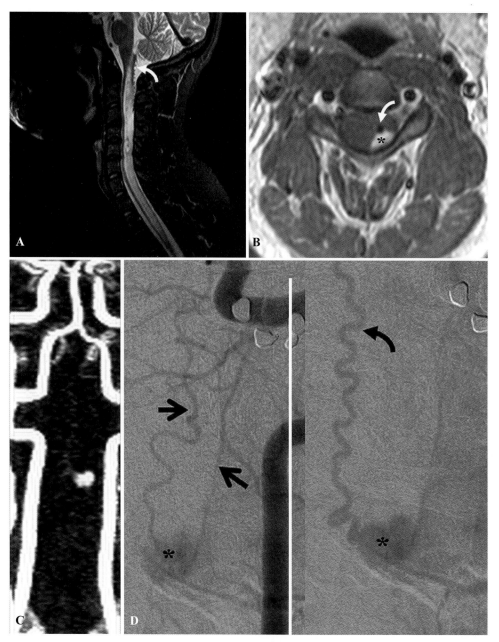

▲ 图 11-5　脊髓血管母细胞瘤

一例 24 岁肢体无力患者。A. 矢状位 MRI T_2 显示，广泛的脊髓水肿 / 空洞。注意沿脊髓背侧表面明显的血管流空影（弯箭）；B. 轴位增强 T_1 序列显示，C_3 处脊髓左背侧表面存在明显强化的结节（＊）和血管（弯箭）；C. 冠状位 MIP 对比增强 MRA 显示，该病变于动脉期强化；D. 前后位左侧椎动脉 DSA 动脉期（左图）和静脉期（右图）期显示一富血管性肿物（＊），由脊髓后动脉（箭）供血并向颅内静脉引流（弯箭）

参考文献

[1] Charles YP, Barbe B, Beaujeux R, Boujan F, Steib JP. Relevance of the anatomical location of the Adamkiewicz artery in spine surgery. Surg Radiol Anat. 2011;33:3–9.

[2] Byrne JV, Byrne JV. Spinal vascular anatomy. Tutorials Endovasc Neurosurg Interv Neuroradiol. Springer International Publishing. 2017:77–89.

[3] Miyasaka K, Asano T, Ushikoshi S, Hida K, Koyanagi I. Vascular anatomy of the spinal cord and classification of spinal arteriovenous malformations. Interv Neuroradiol. 2000;6:195–8.

[4] Saraf–Lavi E, Bowen BC, Quencer RM, Sklar EML, Holz A, Falcone S, Latchaw RE, Duncan R, Wakhloo A. Detection of spinal dural arteriovenous fistulae with MR imaging and contrast– enhanced MR angiography: sensitivity, specificity, and prediction of vertebral level. Am J Neuroradiol. 2002;23(5): 858–67.

[5] Luetmer PH, Lane JI, Gilbertson JR, Bernstein MA, Huston J, Atkinson JLD. Preangiographic evaluation of spinal dural arteriovenous fistulas with elliptic centric contrast–enhanced MR angiography and effect on radiation dose and volume of iodinated contrast material. Am J Neuroradiol. 2005;26(4): 711–8.

[6] Amarouche M, Hart JL, Siddiqui A, Hampton T, Walsh DC. Time–resolved contrast–enhanced MR angiography of spinal vascular malformations. Am J Neuroradiol. 2015;36:417–22.

[7] Kralik SF, Murph D, Mehta P, O'Neill DP. Diagnosis of spinal dural arteriovenous fistula using 3D T2–weighted imaging. Neuroradiology. 2017;59:997–1002.

[8] Multidetector CT. Angiography in diagnosing type I and type IVA spinal vascular malformations|American Journal of Neuroradiology. http://www.ajnr.org/content/27/4/813.full. Accessed 26 Dec 2019.

[9] Boll DT, Bulow H, Blackham KA, Aschoff AJ, Schmitz BL. MDCT angiography of the spinal vasculature and the artery of Adamkiewicz. Am J Roentgenol. 2006;187:1054–60.

[10] Zalewski NL, Rabinstein AA, Krecke KN, Brown RD, Wijdicks EFM, Weinshenker BG, Doolittle DA, Flanagan EP. Spinal cord infarction: clinical and imaging insights from the periprocedural setting. J Neurol Sci. 2018;388:162–7.

[11] Zalewski NL, Rabinstein AA, Krecke KN, et al. Characteristics of spontaneous spinal cord infarction and proposed diagnostic criteria. JAMA Neurol. 2019;76:56–63.

[12] Takai K. Spinal arteriovenous shunts: Angioarchitecture and historical changes in classification. Neurol Med Chir (Tokyo). 2017;57:356–65.

[13] Rosenblum B, Oldfield EH, Doppman JL, Di Chiro G. Spinal arteriovenous malformations: a comparison of dural arteriovenous fistulas and intradural AVM's in 81 patients. J Neurosurg. 1987;67:795–802.

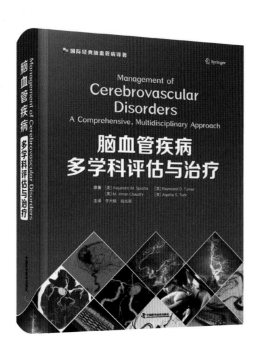

原著 [美] Alejandro M. Spiotta
[美] Raymond D. Turner
[美] M. Imran Chaudry
[美] Aquilla S. Turk
主译 李天晓　段光明
开本　大16开（精装）
定价　480.00元

　　本书引进自 Springer 出版社，由美国南卡罗来纳医科大学神经外科专家 Alejandro M. Spiotta、Raymond D. Turner、M. Imran Chaudry 和 Aquilla S. Turk 结合各学科进展与多年临床实践经验精心打造，是一部细致全面、精准系统的脑血管疾病评估与治疗参考书。相较于其他脑血管疾病著作，书中内容涵盖了大部分脑血管疾病，各典型病例均详述了病情评估、治疗方案、手术过程、术后管理、并发症及处理，在强调临床实践的同时，兼顾最新研究进展，还特别对外科手术与介入治疗两种技术进行了深入对比、阐述。全书共四篇44章，编排简洁，阐释明晰，图文并茂，是一部不可多得的临床案头必备工具书，非常适合从事脑血管疾病诊疗工作的同道在临床实践中借鉴参考。